ニッポンの歯の常識は？だらけ

反逆の歯科医と
元厚労副大臣、
歯の表裏事情に迫る

河田克之
×赤松正雄

まえがき

歯周病や虫歯は、私たちの命を直接奪うほどの病気ではありません。しかし、すべての人にかかわりうる病気であり、人類が長年苦しめられてきた病気の一つです。ところが、歯周病や虫歯についての本格的な研究が始まってから一〇〇年ほどしかたっていないとはいえ、必ずしも満足な臨床成果が得られていない現状があります。

膨大な時間と労力を費やしているにもかかわらず、満足な成果が得られていないということは、前提となる根拠に誤りがある可能性を視野に入れて考え直さなくてはいけません。歴史を振り返ってみると、定義や定説が絶対の真理である保証などまったくありません。というよりも、現代科学の分野で、五〇年以上覆ったことのない定説こそ珍しい存在です。五〇年前、ましてや一〇〇年前と現在では、研究設備や基礎的な知識が大きく変わっています。新たに集積されたデータを元にして、歯周病や虫歯について根本から考え直す時期がきているのではないでしょうか。

ところが実際には、常識となってしまった定義や定説を考え直すためには、想像を絶するほどのエネルギーが必要となります。ましてや、ひとたび定着した常識を覆すことなど、一個人の力では到底なしえないことだと思います。

「歯周病の原因は歯周病菌、虫歯の原因は虫歯菌」という定説に基づく研究や治療を続けてきた結果、「歯周病や虫歯は何をしても治らないもの」という諦めに近い常識が定着しています。この常識を覆すには、歯周病や虫歯がコントロール可能な病気であることを実証することが求められます。本来、研究は大学病院のような研究設備の充実した場で行われるべきものと思いますが、こと長期にわたる臨床観察となると、個人病院でしか得られない貴重な情報があります。諸々の条件を排除し、研ぎ澄まされた環境のなかでこそ見えてくる真実があるのです。幸いにも私の医院では、患者さんの理解とスタッフの協力を得て、一貫した治療方針のもと長期にわたる臨床観察を行うことができました。

歯周病は、口腔内常在菌による慢性的な細菌感染の結果、歯を支える周囲の歯槽骨が破壊される病気です。健康な状態であれば常在菌による細菌感染は成立しませんが、異物があるとその周辺では生体の防御反応として炎症が起こります。炎症が起こり、周囲の環境が変化すると、その環境に適応した常在菌が繁殖します。これが常在菌による感染成立のメカニズムです。したがって、環境の変化をもたらした異物を排除することが、最も根本的な解決策です。

歯周病の場合、最大の異物となり得るものは歯周ポケット内に貯留した歯石をはじめとした諸々の汚物です。これを定期的に取り除くことを長年実践してまいりました。その結果、歯周病がコントロール可能な病気であることを実証することができたのです。これは、歯科医学の根幹を成す定義や定説の否定であり、私が「反逆の歯科医」と言われる所以ともなりました。

このたび情報発信の機会を与えてくださったのは、長年、国会議員を務められ、厚生労働副大臣の役職にも就かれた赤松正雄氏です。私の考えを氏の信頼する若い女性歯科医に尋ねたところ、意外にも「若い歯科医のあいだでは当然の考えです」という答えが返ってきたそうです。そのような経緯もあって、お互い親睦を深めていくなかから生まれてきたのが今回の企画です。

本書の第一部では、赤松正雄氏が元厚生労働副大臣・政治家としての立場から私と対談し、歯科の臨床現場に横たわる問題点と行政との関係を浮き彫りにしていきます。第二部は、一人の患者としての赤松正雄氏からの質問に私が答えるという体裁で、歯にまつわる幅広い論題を取り上げていくことにしました。

大げさなようですが、低迷する歯科医学のために、この数十年間人類がどれほどの歯を失い、場合によってはどれほどの命を失っているか。失わなくても済む

「歯と命」について、赤松正雄氏と議論を深めていくことのできるこの機会を最良の好機と捉え、話を進めさせていただきました。

歯科医学という専門的な分野であり、しかも一般の常識と異なった考え方でわかりづらい部分もあると思います。しかし、極力多くのレントゲン写真やイラストによる解説を挿入しました。将来起こるであろう歯科医学の変革に対して、本書がその道しるべとなれば幸いです。

最後に、本書の執筆にあたり企画・編集を直接担当してくださった赤松正雄氏と、本企画にご理解とご協力をいただいたワニ・プラスの佐藤俊彦社長と編集の伊藤武芳氏に心から感謝申しあげます。

二〇一五年九月　河田克之

目次

第二部

質疑応答編

歯科医療の現状と、歯医者も知らない歯の真実

歯に衣着せないで訊くわかりやすい話

歯が立たないことはない専門的な話

序論　すべては歯から始まる

赤松　正雄（元厚生労働副大臣・元衆議院議員）

衆議院議員を六期二〇年にわたって務めたのち、党の内規に従って引退してから三年。その間に大阪に住む親友からの紹介で、姫路の歯科医・河田克之さんと知り合った。『さらば歯周病』の著者だ。歯をめぐっては、これまで歯応えが悪く、歯ぎしりするしかなかったものを、歯に衣着せず語ってみようという気になった。河田さんは既に幾冊も啓蒙の書籍を出しておられるが、この度は私と組んで、さらに多くの人に読んでもらおうという狙いだ。焦点は、日本人の歯科治療をめぐる政治の責任というものだが、実はターゲットは政治家だけではなく、歯科医自身にも、そしてこれを目にされるあなた自身、つまり患者さんにも向けられている。

歯科医師と医師のあいだになにがある

　チェーホフの短編小説を読んでいてこんなくだりがあった。ある男が命の危険にさらされている妻を助けてほしいと、医師に往診を頼んでいる場面だ。実はこの医師は最愛の息子を亡くした直後で、嘆き悲しむ妻をおいたまま、出かけるわけにはいかないと迷っている。そのとき男は、「お嘆きのことは、ようくわかります。けれど、お呼びするのは歯の治療でもなければ健康診断でもない、人ひとりの命がかかっているのですから」と、哀願した。私は突然にパッとひらめく思いがした。歯は命にかかわらない、つまり歯がなくなっても人は死なないのだということが初めてわかる思いがした。一緒に暮らす妻の今年九〇歳になる老母には一本の歯もない。総入れ歯だが元気なその姿が目に浮かんできた。

　なぜこういうことを気にするかというと、歯科医師と医師の違いがいま一歩わからなかったからだ。どちらも人の身体の健康に深くかかわることを取り扱っているのだから、歯科とそれ以外のものを分けることもないのに、その差がややもすれば強調されるのはなぜか、と長く疑問に思ってきた。それは命がかかわっているかどうかの違いなのだ、と気づいた。

もっとも、歯はなくても直ちには死なないが、歯が人間の健康や命に大きくかかわりを持っているということは、ようやくにしてわかってきたと思われる。口腔医療の重要性が指摘され、口の中のことに世の関心が高まってきているのは、歯科と内科を混合一体のものとして捉えることの重要性を意味する。

同じく「医師」という呼称でありながら、歯科医師と医師が違うかのような位置づけは、双方の関係者の間にもあり、患者や行政従事者にも存在している。そのことが大きな問題ではないかと思うようになったのは、一人の歯科医師の闘いを知ったのがきっかけだった。その歯科医師とは姫路市に住む高石佳知氏という開業医（元大阪市立大学非常勤講師を兼任）だが、歯に人の身体の骨密度があらわれ、骨粗鬆症の予兆が歯のレントゲン写真から読み取れるとして、そのためのソフト「ボーンライト」を開発された。私がここで注目するのは、歯科と内科の連携の重要性だ。高石さんは大阪市立大学医学部の内科医や大阪歯科大学の歯科医師たちと一緒になって、糖尿病や骨粗鬆症をはじめとする様々な病と歯科治療の関連性をわかりやすく説くセミナーを、骨粗鬆症ネットワーク代表世話人として、しばしば大阪市内で開催している。二〇一五年四月で一〇〇回を数えたこの試みは見逃せないものと思う。

しかし、この観点は一般的にはまだまだ理解されていない。歯科のことは歯科医でやればいいとされ、それを広げて複合的な観点から見ることは一向に進まない。高石さんのことを知ってその重要性に気づいた私は、衆議院予算委員会分科会で取り上げ、厚生労働省に注目を促したのだが、大きな前進をしているようにはいまだ見えない。この背後には、歯科医相互の無理解、内科医の無関心といった医療の専門家たちの内部的問題が介在しているように思われる。高石さん以外にも日本全国各地には様々に先駆的な闘いを展開している歯科医がおられるものと思う。

河田歯科医の「反逆」の意味

そのうちの一人が河田克之さんだ。河田さんは姫路の私学の名門・淳心学院出身で、中学および高校の多感な時代を、のちにジャーナリストとして名を馳せることになる青山繁晴氏と過ごす。彼と共に『青山繁晴、反逆の名医と「日本の歯」を問う』という対談本を出版されたのはつい先年のことだ。青山氏は慶應義塾大学に入学し、早稲田大学を卒業するという風変わりな学歴の持ち主で、共同通信記者、三菱総合研究所研究員を経て、独立総合研究所社長の肩書を持つ。日本の政治を見すえるうえで今、最も目と耳が離せない注目の言論人だ。青山氏と河田さんとの対談は、本書を出すうえで、まぎれもないきっかけとなった。

河田さんの主張は実にわかりやすい。一言でいえば、「歯磨きしても歯を失う！」であり、歯を失わせる最大の元凶である「歯槽膿漏」の予防は、歯石という異物を除く以外にないということに尽きる。「歯槽膿漏」は歯ぐきがいかれてしまうことがもたらす災いだと思っていた私は、彼の「歯槽膿漏は歯を支えている骨が破壊される病気である」との定義を聞いて驚いた。彼が「反逆の」とか、「異端の」といった形容詞をつけられる所以はまさにここにある。さらに彼は、「歯槽骨を破壊しているのは、プラーク（歯垢）も含んだ骨の周りにある汚れ――特に歯にこびりついたプラークが石灰化してしまった歯石――だ」という。

これは、「歯周病（歯槽膿漏とほぼ同義）をもたらす原因は歯周病菌である」という歯学界の定説と真っ向からぶつかる。河田さんは、「歯周病菌を減らすことで歯周病を治せる。そのために歯磨きをせっせとやればいい」とする歯学界の常識に対して、歯周病菌は人間の口腔内に常在する菌であって、取り除こうと思っても取り除けるものではないし、排除する必要もないとしている。むしろ、そういう常在菌をはびこりやすくするような口腔内の環境を変えるために、歯石を定期的に取ることが大事だというのだ。

私の個人的な体験でいうと、かつて知り合いに歯科衛生士をしている女性がいた。彼女から自身の技量を磨く練習のために歯石を取らせてほしいとお願いされたので、あえて練習台になったことがある。また、歯の痛みを取る治療にあたって、歯科医師から「ついでに歯石を取っておきましょう」と言われて取られたこともある。その都度、不思議な快感を感じた。なんだかスーッとして、いかにも歯がきれいになった感じがしたのだ。ところが、歯石を取ってほしいと思っても歯科医は滅多に取ってはくれないし、こちらも痛みが取れれば別に歯石は取っても取らなくてもどちらでもいいものと思っていた。

しかし、河田さんに言わせると、「歯石を取るという行為は歯槽膿漏の治療にも予防にも非常に効果的なのに、病原性がないので取る必要がないとほとんどの歯科医が思い込んでいる。手抜きもいいところだ」と手厳しい。厚生労働省も歯石を取ることに対して診療報酬を充てることを軽視し、きわめて低く抑えている。したがって、当面する痛みの除去に追われる歯科医にとっても、患者にとっても、歯石の除去は二の次になってしまうというわけだ。このため河田歯科医院では、歯を上下・左右と真ん中の六部位に分けて、わざわざ歯石取りのために麻酔をかけて手術をするという形式をとっている。実際に私もその手術を受け、その後のメンテナンスのために毎月一回通って、口腔内を綺麗にする治療を受けてきた。彼の主張は、このように歯石を取っていけば、誰もが自然に歯槽膿漏も激減し、結果的に医療費も低減傾向になるのに、多くの歯科医はそれを無視し、厚生労働省も知ってか知らずか、そういう指導をしようとしないのはおかしいというものだ。

こういう河田さんの言い分は古株の歯科医には受け入れられていないが、若手の歯科医にはむしろ受け入れられているようだ。実は、私が二五年ほど前に故郷に帰ってから知り合った友人のお嬢さんが、最近姫路市内で開業し、歯科医になった。小学生のかわいかった娘が見事に成長した姿を知って、思わず彼女に「河田理論」をぶった。すると、彼女はすかさず「私も河田先生のご主張は御著作を読んで知っています。むしろ、私のような若い歯科医には先生のおっしゃることは正しいと思っている人が大勢います」というのだ。驚きとともに「我が意を得たり」という気がした。この女性歯科医師のことを河田さんに話すと、大いに興味を持たれた。孤軍奮闘のなかで、援軍を発見された思いだったのだろう。

歯科医師会が持つイメージ

歯科医師という存在は立派な先生ももちろん多いが、残念ながら「儲け主義」的な印象を持たせる方々も少なくない。その背景には、その場しのぎ的な対応が目立つということがあろうか。これという確実な証拠はなく、あくまでイメージからのものだが、予防治療に効果的な手立てが講じられていないように思われてならない。

これは患者の側にも大きな責任がある。歯医者には痛くなったらいけばいい、痛みがひけばもう歯のことなど忘れる、という人が多い。のど元過ぎれば熱さ忘れるというが、ここは痛み過ぎれば歯医者忘れるといったところか。歯を磨くことは大事だとわかっているだけに、歯医者にいってまた歯の磨き方を教えられるということに、そこはかとない抵抗を感じたりもする。では、いい磨き方ができているかといえば、おざなりな磨き方をそれこそ五〇年も七〇年もやってきていながら、自分の歯さえも直視したことがない人が多いのではないか。かくいう私も、自らの口の中と真面目に向き合ったことがない。怖いもの見たさならぬ、怖いものには蓋をする傾向があるように思われる。

歯科医療に無関心な政治家が多いことが元凶

そこへもってきて、日本歯科医師会と政治家との癒着が昔から今へと世間を賑わせ続けていることが頭から離れない。もちろん日本医師会も政治との関係は只ならぬものがあるのだが、歯科医師会はそのきわめて強い癒着ぶりがいつもながら取り沙汰される。そうしたマイナスイメージを徹底的に払拭すべきなのだが、歯科医師会から特段の発信がなされてきたとは寡聞にして聞いたことがない。

むしろそれどころか、毎回の診療報酬をめぐる政治交渉にあっては、初診料や再診料の一律アップを要求するなど、ひたすら収入増を算段するばかりで、患者のために大きく手を差し伸べるというパフォーマンスが皆無なのは首をかしげざるをえないのである。

今回の「日本歯科医師連盟」の迂回献金事件で、前会長らが逮捕されたことは極めて深刻だ。私はその背景には、歯科医療に関心を持つ政治家が少ないことがあると思う。逆説的だが、歯科医療に関心を持つ議員が増えれば、こんなことは起こらないはずだ。歯科医師会が、少数の政治家を身内から出して、影響力を行使しようとするやり方は、いかにも古い。多くの政治家が歯科医療に関心を持つことこそ、迂回のようでいて特定の議員との癒着を断つ近道になる。

厚生労働省は歯科行政にどう取り組んでいるか

口腔医療の重要性が叫ばれて一〇年程になる。歯周病（つまり歯槽膿漏）と糖尿病の関係が取り沙汰され、全身の健康と口の中が大いに関係するとされてから、既に随分な歳月が流れている。かつては子どもたちの虫歯が問題視されていたのに、昨今は劇的に改善されているという。その原因には、フッ素を含有する歯磨き剤の効果を筆頭に、少子化の流れのなかで親が子どもの歯磨きを励行したり、砂糖などの摂取制限に尽力していることなどが挙げられるようだ。そこで、歯科治療のターゲットは子どもから高齢者に移ってきているといえよう。

いわゆる「八〇・二〇運動」が強調されていることを見てもわかるように、世は大々的に歯の健康を訴えている。しかし、掛け声は勇ましいものの、現実にその効果があがっているかというと疑問である。私が何よりも不思議に思うのは、厚生労働白書に歯科医療のことがほとんど記されていないことだ。元厚生労働副大臣としてわずかな期間にせよ仕事をしたものとして責任なしとしないので、恥ずかしいかぎりだが、歯科についてはウエイトが置かれていたとの記憶はない。

厚生労働行政は、年金・医療・介護の三本柱の上に障がい者福祉や生活保護など旧厚生省マターに加えて旧労働省関連などカバーする分野が幾重にもひろがり、幅広い。今をときめく都知事の舛添要一氏が厚労大臣のとき、あのエネルギッシュな男でさえ音をあげんばかりになり、再分割の必要性を口にしていたことが思い起こされる。自分の着任時にそれを言うと負け犬扱いされるだろうから、誰も本格的に言いだしはしないが、現実には一人の大臣、二人の副大臣や政務官では手に余るというのが正直なところだろう。

私がその任に当たっていた際には、後期高齢者医療保険制度を導入したときで、兵庫県出身の英邁な辻哲夫事務次官（現東京大学特任教授）と共に仕事をした。熱い心で人間の生と死を語り合ったころの思い出がよみがえってくる。厚生労働省における歯科や医療一般にまつわる問題といえば、最も印象に残っているのは診療報酬をめぐる歯科医師会や医師会と、厚生労働省や財務省との攻防である。なんとか診療報酬を上げたい側と、費用を少しでも抑え込みたい側との熾烈な争いという構図だ。そのはざまにあって時々の社会政治状況のなかで右往左往するだけの政治という見方が、厳しいが順当なものではないか。医師会に直接関与しない一般の政治家については無関心な姿が浮かび上がってくるだけなのだ。

笑みを湛えるにも健全な歯あればこそ

患者にとって適切な診療報酬とはどれくらいのものなのか、なかなか見当がつかない。窓口で負担した額をときどき三倍にしてみて、ウーンと唸ってみるのが関の山だ。患者側からみると、一時間も二時間も待って数分間の検診で終わるのに、多額の治療費を請求されるのは合点がいかないということがしばしばある。しかし、医師や歯科医師の側にも、もちろん多くの言い分があるはず。大勢の患者が次々と押し寄せるなか、つかの間の休みもなく長年にわたって蓄積した医療的知識と技量をもって治療に当たる医師には、それ相応の報酬があって当然だと思われよう。このあたりにズバリ切り込む必要性がある。でなければ、すべては闇の中で、疑心だけが募る。

私は二〇一四年の初めに、高校時代の友人と電子書籍『笑いが命を洗います』を出版した。この電子書籍は、「笑医」として、笑うことが人の免疫を高め健康を増進すると発信し続ける高柳和江さん（元日本医科大学准教授）と、糖尿病内科医でアンチエイジング専門医である飯村六十四氏と私との鼎談だが、健康増進への示唆に富むものだと大いに自負している。ここでは高柳さんが主張される笑いの効用に加え、飯村さんは何を食べるかがやはり人間の健康の基本だと言い、私は運動が欠かせない要素だと体験に基づき力説した。結局は、食事、運動、笑いの三ついずれも大事だという無難な結論に落ち着いた。

しかし、今となっては、これらに先行するものとして、歯の健康を挙げるべきだと思っている。歯は、たしかに直接的に死に至る病を伴わないかもしれない。だが、食べ物を身体の入口（歯）でしっかりと消化しやすいように何回も噛むという行為があってこそ、お尻の出口でのスムースな排泄に繋がり、健康を保つことができる。運動するにも歯を食いしばって耐え凌ぐことがなければ、栄光のゴールにたどり着くことはできない。そして最後に、歯をしっかりと見せて笑えるような勝利をつかみたい。忍び笑いや苦笑などではなく、歯をむき出しにする渾身の笑みを湛えるためには、やはり健全な歯が欠かせないのだ。すべては歯から始まるのである。

政治家をめぐる世の思いの変遷

先年亡くなった作家の渡辺淳一さんが、『作家の決断　人生を見極めた一九人の証言』（阿刀田高編）のなかで、医学部に入って解剖学を学び「全身よろめくほどの衝撃を受けた」という心情を吐露している。人間の身体は明確にすべてがきれいにわかっていて、形態学的にはみんな同じなのに、人間個々の動き方は天と地ほど違う。そのことに感動し、「人間って何なのか」と根本から考えさせられたと述べている。だからその後小説家になった、と。さらに、医学は自然科学から最も遠い学問で、きわめて文科系な学問だ、とも言う。たとえば風邪に罹った三人の患者さんがいて、同じ薬を与えても、治る人と治らない人、さらにはかえってこじらせる人など「非論理性」に溢れた結果が出ることを挙げて、「やっぱり人間って面白い」と述べていて興味深い。

その面白い人間たちが群れをなす社会を扱うのが政治家だろう。私の青年前期のころ、この立場に憧れる者は少なくなかった。世の尊敬を集める対象であった。で、あれから半世紀。果たして、今はどうだろうか。「失われた二〇年」と呼ばれる時期とほぼ重なって、その任にあった者としては、責任なしとはいえない。眼前で展開されることに、歯がゆい思いを持ってしても、結局は後の祭りなのである。

第一部　対談編

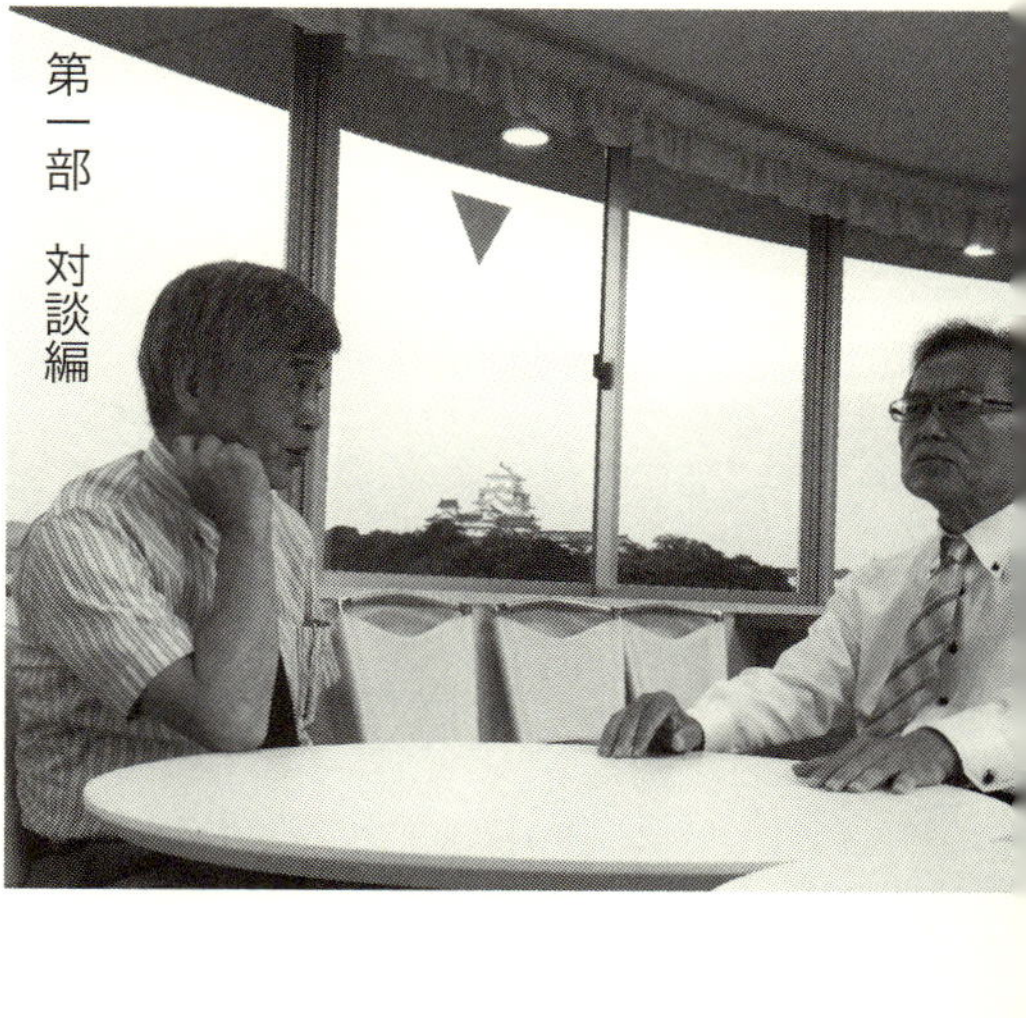

今明かす、歯と歯医者に関する政治の実態

歯医者自身は今の歯科医療をどう考えているのか。
そこに横たわる問題点と問題が生じた原因を、
河田克之氏が政治家・赤松正雄氏と語り合いました。

歯をめぐる最大の誤解

歯磨きを過信してはいけない

赤松　歯といえば、いの一番ならぬ、は（歯）の一番（笑）にくるのが歯磨きです。昔は塩で歯を磨いていたと聞いていますが、今のような歯磨き剤が登場したのはいつごろからなのですか？

河田　塩と砂や陶土を混ぜ合わせた歯磨き粉みたいなものが江戸時代に売られていたと記録されていますが、チューブ入りの練り歯磨きは明治時代の終わりごろからです。

赤松　市販されている歯磨き剤には色々ありますが、歯医者さんから見てどのような基準で選べばよいと思われますか？

河田　高いと三〇〇〇円もするものもあるようですが、効果のほどはわかりません。フッ素入りは多少効果があると思います。

赤松　インパクトの強いコマーシャルは色々ありますね。

河田　しかし、たとえば「知覚過敏をイオンバリアーで守る」というコマーシャルの効果を期待していたら、その裏では歯周病がドンドン進んでいくということが起こりえます。歯周病と知覚過敏の原因が正しく理解されないまま、誤った理論に基づく発想から生まれた歯磨き剤もあるからです。

赤松　コマーシャルのウソを見抜けといわれても、私たち普通の人間にはわかりませんよ。

河田　他にも、「熟れすぎたトマトのような歯ぐきを生薬の力で引き締めて、歯周病菌を撃退」すれば、歯周病は治るように思ってしまいますね。このような歯磨き剤の使用により歯ぐき表面の炎症は多少治まりますが、歯周病そのものの進行は止まりません。まるで歯周病が治るみたいな印象を植え付けるコマーシャルは、誇大広告というより犯罪に等しいと思います。歯周病と感じたら、すぐ歯医者にいって歯石を取らないと、取り返しのつかないことになってしまいます。

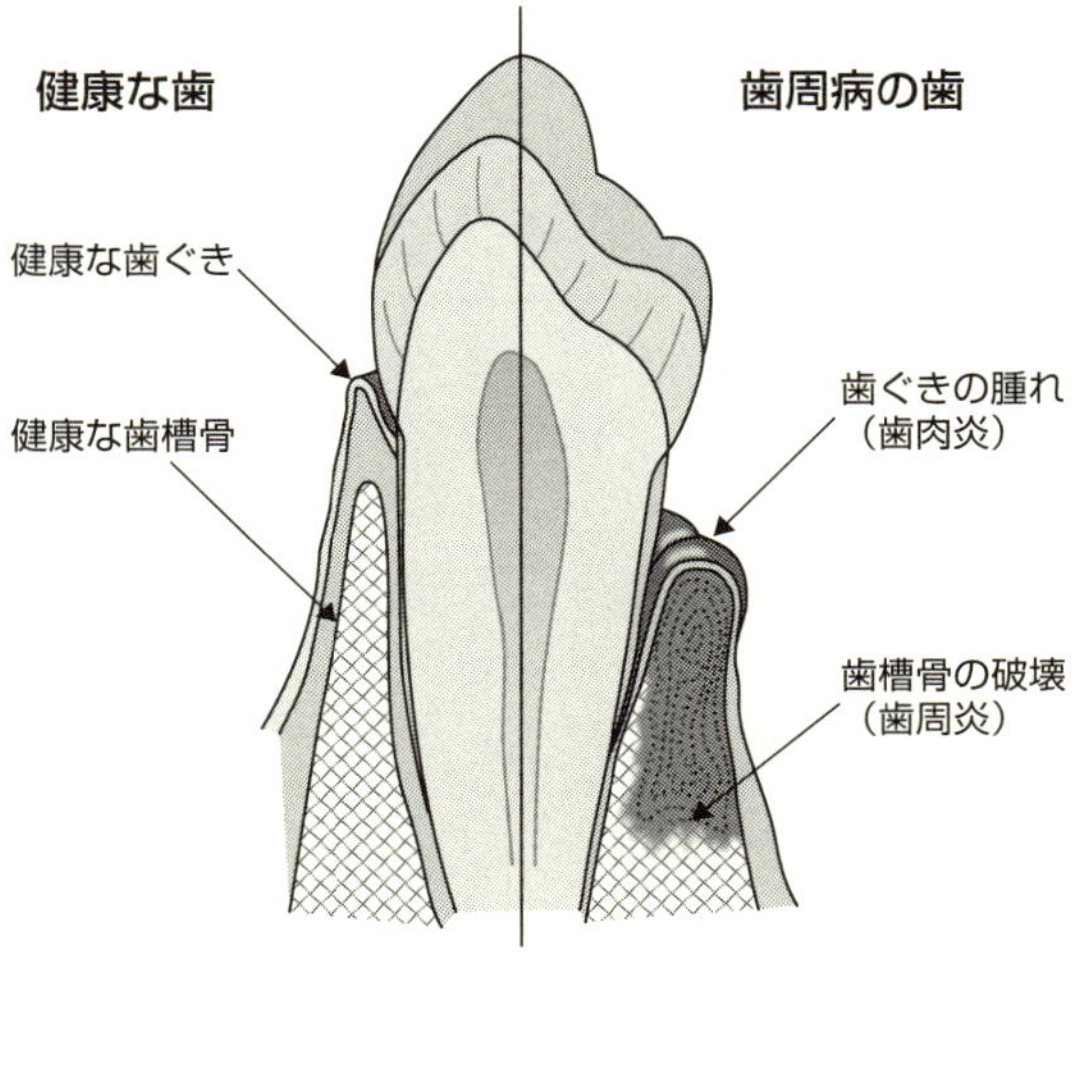

赤松　歯磨きは効果がほとんどないということですか？

河田　歯磨きの効果を否定しているわけではありません。しかし、歯磨きという習慣がほぼ一〇〇％定着しているのに、八〇歳にもなれば半分以上の歯が失われている現状を直視する必要があります。

赤松　一本一〇〇〇円以上する歯ブラシを使ってみたことがあるのですが、なんだか歯がツルツルになったような気がして、悪い感じではなかったですけどね。

河田　筆のような毛先で、撫でるようにブラッシングするだけで歯と歯ぐきを繊細にケアし、隅々の汚れを除去できるという歯ブラシのことですね。あれは歯の表面の汚れを取るだけで、歯ぐきの下に隠れた汚れまでは取れません。毛先が極細とか、細かく割ったりねじったり、某メーカーだけでも歯ブラシの種類は六〇〇種もあると聞きます。

赤松　しかし、歯ぐきの下に隠れた汚れが歯ブラシでかなり取れているようなコマーシャルもあって、歯磨きで歯周病予防ができるような印象をうけます。現実にはそのようなことは起こらないということですか？

河田　そのような歯ブラシを使えば歯ぐきの隅々まできれいサッパリ掃除できるというのは誤解ですね。歯医者にいかないで歯を守りたいと思っている人がいかに多いかを物語っています。私はブラッシング指導をほとんどしない主義ですが、かわりに歯周病の怖さと原因をお話しし、歯石を除去しないと歯周病をコントロールすることはできないと説明しています。

爪楊枝の効果は?

赤松　歳を重ねてくると、食後にどうしても爪楊枝がかかせません。これを使うのはどうですか?

河田　爪楊枝は歯に挟まった食物を取るという意味では便利なツールです。

赤松　歯の間に挟まったものを爪楊枝で取ると、歯周病や虫歯を少しは防げるものでしょうか?

河田　歯周病や虫歯の原因を突き詰めると、歯の周囲や隙間にこびりついたプラークです。爪楊枝ではプラークまで取りきることはできません。

赤松　プラークって、食べ物のカスのことでしょう?

河田　それはちょっと違っていて、食べ物のカスそのものじゃなく、分解してできた油汚れみたいなものです。

赤松　油汚れと言われると、なんとなくイメージが沸いてきますね。それなら、含むだけで口の中が綺麗になる薬が効くのかもしれないと思えてきますよ。

河田　プラークは、部屋の隅々にこびりついた油の混ざったホコリみたいなものですから、薬を少々口に含んだり、うがいしたくらいでは取れませ

プラークの成長

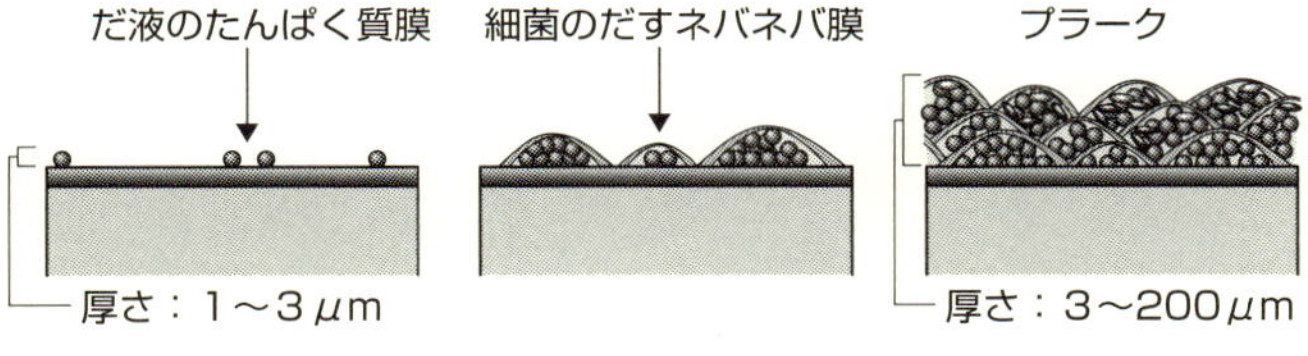

プラークは8時間でこんなに成長します

ん。

赤松　殺菌効果ぐらいはあるように思いますが？

河田　歯周病菌も虫歯菌も、誰の口の中にでもいる常在菌です。殺菌すれば一時的には減少しますが、数時間もしないうちに元の状態に戻ります。

赤松　歯医者さんによっては糸ようじがいいと言われますね。だけど、これはなかなかそううまくは使えませんよ。

河田　糸ようじは慣れないと使いづらいみたいですね。歯ブラシや糸ようじに歯間ブラシを組み合わせ、さらには爪楊枝の進化した三角楊枝や歯科治療で使う探針のような硬めの器具を使い、それこそ気が遠くなるほど丁寧なケアをすると、歯を守りきることが可能かもしれません。ただ、これをすべての人に求めるのは現実的ではないでしょう。ところで、爪楊枝だけで数十年間も歯周病と虫歯を防ぎ切ったという細菌学の教授がいらっしゃいました。その方にはもともと虫歯や歯周病に強いという歯の素質もあったと思いますが、爪楊枝で隅々まで丁寧に掃除されていたそうで、それは見事なものでした。彼には長年メールでやり取りして色々なことを教えていただきました。

赤松　それは医学的な考え方に基づいてやられていたのですか？

河田　そうです。その方とは細菌の本質を直接議論することができました。と同時に、歯科医療に不信感があることも教えられました。だからこそ、歯科医院にいかないで歯を守ろうとされたのだと思います。

赤松　そんなに苦労するよりも、月に一度歯医者にいって掃除してもらうほうが楽ですね。

河田　私も、必ずしも毎月歯医者にいくこと自体が最善の方法だと思っているわけではありません。でも、プロフェッショナルによる掃除の圧倒的な効果が実証されているわけですから、それが何によってもたらされたかを正しく分析して、より効率的で簡便な方法を模索していくべきだと思っています。

赤松　ところで、モノを噛むのに前歯は使わないのに、どうして前歯もダメになるのか不思議に思うのですが。

河田　噛み砕くのは奥歯ですが、噛み切るのには前歯も使いますよ。虫歯も歯周病も、つまるところ歯にこびりついたプラークが原因ですから、使わないところほど汚れがたまったままになるのです。

何よりも定期的なメンテナンスが重要

赤松　結局のところ、歯磨きで歯が守れるような印象を与えるコマーシャルは誇大広告になるというわけですね。でも、ときには「定期的に検診を受けましょう」みたいな意味のことをいうコマーシャルもありますね。

河田　「歯科医院で歯周病検診を受けましょう」というのもあります。予防歯科についての啓発だそうです。

赤松　それは良心的なコマーシャルと言えますね。

河田　ちなみに私がこれまでに出した本のサブタイトルには、「歯みがき信仰をまず捨てなさい。歯みがきしても歯を失う！　だれでもできる自分の歯を一生守る方法　（それは）毎日四〇分のブラッシングよりも月一回のメンテナンスを！」というものがあります。つまり、歯を一生にわたって守る方法は定期的な歯石除去であるという趣旨で、普通のコマーシャルとはまったく正反対です。

赤松　確かに、河田先生がおっしゃることが国民に正しく認識される必要が早急にあるように思いますね。

河田　歯ブラシや歯磨き剤は、日常の必需品です。過大な効果を期待しないで、経済的な許容範囲のなかでお好みの商品をお選びくださいということです。

赤松　歯磨きは朝の起き抜けだけでなく、できれば三度の食後には磨きたいと思ってきましたが、今日からは歯間ブラシなどを含め頑張ろうかな。もっとも、今さらそんなことしたってという感じがしないでもありませんが（笑）。

歯をめぐる外国と日本の文化の違い

赤松　歯について、外国と日本とでは対応の仕方に違いがあると聞きますが？

河田　歯の美しさにかけるお金と情熱には、欧米と日本では大きな差があります。

赤松　欧米の方々は歯並びがきれいなように思いますが。美人の歯ばかり見過ぎかな（笑）。

河田　もともと欧米の方々は、アゴの大きさに対して歯が小さいので歯並びがきれいです。日本では八重歯がかわいいとか言われたりもしますが、これは欧米ではドラキュラみたいとされ、ありえないことです。

赤松　そうなんですか。そう言われても、やっぱりかわいく見えますけどね（笑）。欧米では歯の矯正をしている人が多いと聞きますが、日本人はあまり矯正まではしないのではないですか？

河田　その傾向はあるでしょうね。日本国内では許容範囲であっても、外国で暮らすようになって矯正の必要に迫られるという話をよく聞きます。

赤松　なるほど。日本人が歯並びに無頓着なのは、つまるところ民族性の違いということでしょうか。

河田　他の多くの先進国では歯の美しさがステイタスシンボルであり、教養の象徴です。でも、日本にはそのような認識がほとんどないように感じます。

赤松　ステイタスシンボルですか。ウーン。

河田　赤松先生は選挙に出られたとき、歯並びがいいと褒められたそうですが、アメリカでは大統領選挙をはじめ、上院・下院を問わず選挙となれば徹底的に容姿を磨きます。そのなかでも、家庭教育の名残りが現れる歯については特に注目されます。

赤松　私の場合、歯並びぐらいしか褒めるところがなかったからでしょう（笑）。日本では選挙に出るからといって、歯列矯正や歯のホワイトニングまでする人はほとんどいませんね。

河田　文化的な背景があるのか、アメリカなどでは歯の美しさは教養と豊かさの象徴とみなされています。

赤松　でもそのくせ欧米では異常に肥満した人を見かけますが、そっちのほうがおかしいというふうに私なんか思ってしまいます。

河田　肥満でもセルフコントロールのできない弱い人間とみなされる傾向がありますし、不健康な歯も同様です。

赤松　肥満であることや、歯が悪い状態のままであるっていうのは弱い人間ですか。

河田　自己管理ができるかどうかは非常に重要な要素です。たとえば「頭が痛いので会社を休ませてくれ」はアメリカでもＯＫです。頭痛は事前にコントロールすることができないからです。ところが、「今日は歯が痛いので会社を休ませてくれ」はＮＧ。後者は普段から歯の検診を受けていれば防ぐことのできる痛みだからです。「歯が痛いのなら休んでいいよ。そのかわり、セルフコントロールのできない弱い人間は明日から会社にこなくていいよ」みたいな感じでしょうね。

赤松　歯の痛みは事前に防げるものですか。突然痛みだすことがあるようにも思いますが。

河田　適切な間隔でプロに見せていれば、痛みが出る前にちゃんと発見してくれます。子どものころから定期的な検診を始めた人は、三〇歳になっても歯の痛みを知りません。でも、日本でそんな人が「歯の掃除にいきたいのでクラブ活動を休ませてください」と言うと、「運動場三周走ってこい」と言われたそうです。社会全体の理解がまだまだということです。これが「歯が痛いので」だと、「早く歯医者にいってこい！」でしょうね（笑）。アメリカと真逆です。

予防医療に弱い日本の保険制度

赤松　これは保険制度のありようも関係しているのですかね？

河田　ご存じのように、アメリカには日本のような公的保険制度はありません。民間保険ですから、会社は当然収益を考えます。保険料をもらって、保険に入っている人が健康なままであれば、保険会社は丸儲けです。そのため、加入者には年二回の歯科検診が義務付けられています。その結果として保険会社の収益が担保されていることは歴然です。

赤松　歯の健康もついでに維持されているということですね。

河田　そうです。通常、痛みのある虫歯は神経をとって金属を被せます。これには手間とコストがかかるうえに、神経をとった歯の平均寿命は一〇年と言われています。痛くなって歯医者にいくから不健康な銀歯が増えていくのです。

赤松　ウーン、銀歯の寿命は一〇年ですか。私のなんか寿命過ぎたものばっかりだ。

河田　オーストラリアも歯の治療が保険適応外ですが、年に一度はスケーリング（歯の掃除）と検診を受けています。オーストラリアの方の口の中を見せてもらうと、銀歯が少なく健康的です。オーストラリアの人に「歯がきれいですね」って言ったら、「アメリカ人は年二回の検診を受けているからもっときれいですよ」という答えが返ってきました。

赤松　検診の頻度が高いほど、歯の健康によいということですね。

河田　その話をアメリカ人に言ったら、「エッ、日本人は検診してないの！」ですって。おそらくそのあとに「野蛮な国ねぇ」と言いたかったでしょうね。

赤松　ウーン、戦争好きなアメリカ人に言われたくないな（笑）。しかしそう考えているのは金持ち層だけじゃないかな。そういう人たちの間では美容院にいくみたいな感覚で歯石を取っているといいますね。

河田　そういう考え方もあるかもしれませんね。私も二〇年ほど前にそれを考えましたが、日本は国民皆保険ですから、患者さんの要望はやはり治療も予防も「保険で」ですね。

赤松　本来は保険で皆が公平に歯石除去を行えるのが理想なのかもしれませんが、現実は厳しいと思いますよ。

河田　かつてスウェーデンは日本と同じように歯が悪い人が多かったそうですが、検診の制度を取り入れてから格段に状況が改善していっています。そういった実績が世界中にあるわけですか

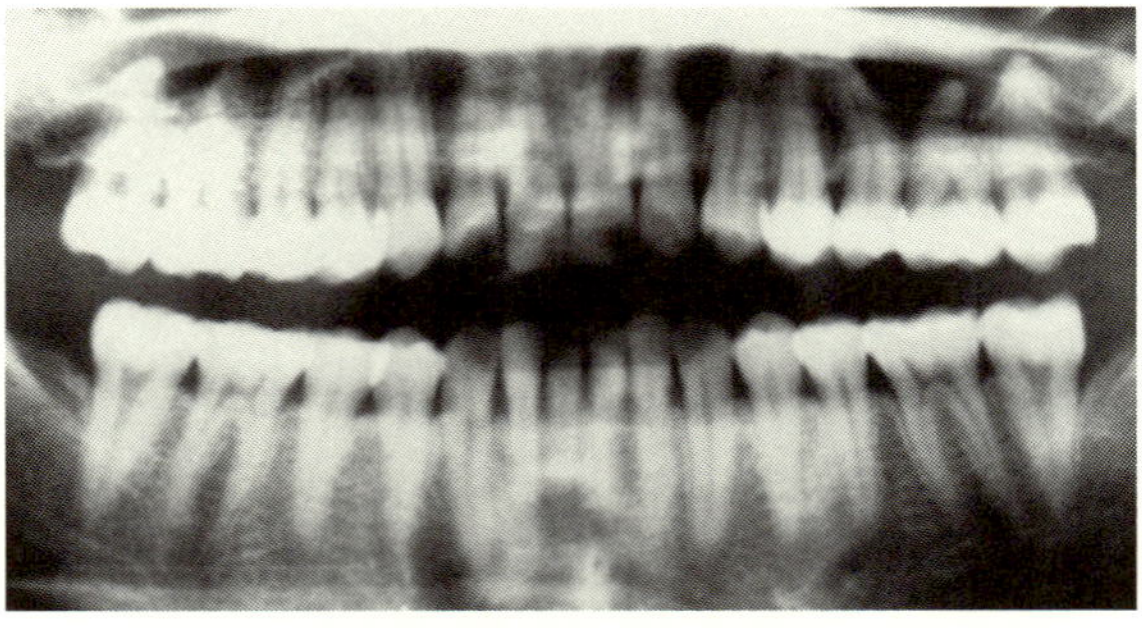

ケア歴32年の34歳女性。歯周病もなく、銀歯もない。健康な歯は美しく、生涯の宝物です。この美しさを阻む保険制度であってはならないと思います

ら、もっと行政が積極的に検討し、そういう仕組みを取り入れるべきだと思います。

赤松 保険制度のありようも違うし、文化の違いもあるということでしょうかね。

河田 日本の保険制度は病気になった人を治す疾病保険ですから、予防は保険対象外とされています。そのことが最大のネックになって健康を害しているという事実を直視すべきでしょう。五〇年前に国民皆保険制度を発足させたのは行政です。

赤松 そうです。世界に冠たる皆保険制度です。ただ、予防にまではなかなか気が回っていないんです。

河田 発足当時、予防を保険対象外としたことが悪いのではなく、虫歯や歯周病がコントロール可能な病気だとわかったいま、制度を見直していく責任が行政を預かる政治家にはあります。

赤松 確かにそういう側面は見逃せませんね。

河田 虫歯と歯周病が防げて、健康な美しい歯が生涯にわたって獲得できるわけですから。日本の保険制度は時代や世界から取り残されているように思います。

タバコと歯周病

赤松 ところで、タバコが歯周病に悪いと言われていますが本当ですか？

河田 喫煙は末梢血管を収縮させますので血行が悪くなるとは思うし、タバコが体にいいとは思っていませんが、タバコを吸わない人も歯周病は進みます。歯周病が治せないことの言いわけにしか思えません。

赤松　最近は禁煙指導をしている歯医者さんもいると聞いていますが。

河田　少なくとも、歯医者が禁煙を指導するのは絶対に反対です。歯医者がするべきことは、歯石の除去でしょう。歯医者にしかできないことを放棄しながら禁煙指導なんかやってる場合じゃないと思います。

赤松　歯医者さんの禁煙指導は絶対反対ですか？　タバコ好きの人は喜びますね（笑）。

河田　もっと歯医者が歯石を取るようにしてくださいと、いつもお医者さんから頼まれています。私の力じゃ無理ですといって断わってはいるんですが、今のまま歯石を取らないでいると命にかかわる切実な頼みですからそのうち怒られますよ。

赤松　河田先生はスモーカーだからか、タバコに寛容に思えますね（笑）。私はかつてタバコをたくさん吸っていましたが、基本的にはもうやめました。また吸いだすかもしれませんが（笑）。私はジョガーなもので、運動にタバコはよくないと確信をもって言えますし、吸いすぎは口臭にも関係しますからね。

虫歯は「直す」ものか、「治す」ものか

赤松　人の体は口から肛門に至るまでずーっと一本に繋がっていますよね。食べ物を摂取してから排泄

に至るまでの長い行程のトップバッターとして口があるわけですが、その口の健康を管理する歯科はきわめて大事だと思います。そもそも河田さんが歯科医という職業を志された理由は何ですか？

河田　私は代々産婦人科の家系でしたので、医者になったら産婦人科を継ぐことになります。でも、親の危険な仕事ぶりを見て、これからの職業じゃないと思ったのが一番です。

赤松　親不孝ですね。大事な仕事を危険だという理由で継がないなんて。いや、親孝行かな（笑）。昔は産婆さんに取り上げてもらうことが普通でしたよね。この間、引き出しの奥深くにしまいこんでいた私の「臍《へそ》の緒《お》」入りの箱が出てきまして、実に七〇年ぶりのご対面でした。箱の裏には姫路駅近くの助産婦さんの名前が書かれていました。

河田　助産婦（師）という職業は今も昔もありますが、私の祖父も産婦人科医でした。さすがにその前は医者という区分けだけで、その前は岡山藩の御殿医だったと聞いています。

赤松　体の入り口にあたる口の中には歯周病、出口のお尻には痔という病気がある。もちろん、その間の器官にも色々な病気があります。そのなかで「虫歯」だけが、「虫」などというかわいいというか妙な字があてがわれ、なんだか軽んじられているように思われますが、いかがでしょうか？

河田　昔は、歯の中に「歯虫」がいて、その歯虫が歯を食べたと考えられていたようです。そんな絵も残っています。

赤松　ほかの病気は「治す」、つまり元通りの状態に復帰させる医療ですが、どうも虫歯の治療だけが金属か何かで「直す」――つまり修理する――というイメージがありますよね。

河田　歯の崩壊のメカニズムを正しく解明しないと「治す」ことはできません。エナメル質は虫歯菌によって溶かされることがわかっています。でも、エナメル質の下、つまり象牙質が崩壊するメカニズムをいまだに誰も知りません。議論さえされていないと言っても過言ではないでしょう。

赤松　誰も知らず、議論もされていない？　それって怖いですね。

河田　歯の崩壊のメカニズムを知らなくても、金属などで修復すると歯の崩壊を防ぐことができるというだけです。

赤松　そもそも医師と歯科医師との違いはなんですか。

河田　最大の違いは、歯医者が医学的なアプローチが不完全なまま、穴があいていれば詰めればよいという技術集団であるというところにあります。

赤松　そこまで言っていいんですか（笑）。ならば、私も言わせてもらいますが、虫歯をできやすくする悪徳歯科医もいるって聞いたことがありますよ。本当でしょうか？

河田　いるみたいです。隣の歯も虫歯になるように削ったという話も聞きました。三年経ったら外れるように詰め物をしたという話も聞いたことがあります。

赤松　そりゃ嘘でしょう！

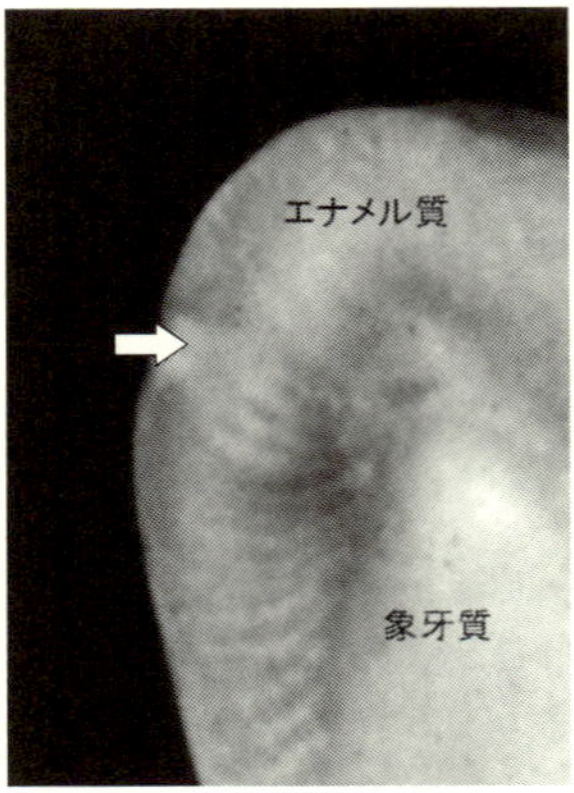

エナメル質と象牙質。矢印はエナメル質の虫歯（エナメル質う蝕）

河田　虫歯は鉄が錆びるようなものですから、一方の歯が虫歯だったらそこに接している隣の歯も間違いなく虫歯です。それより、もっと検査して隣の虫歯も一緒に治しておくべきだと思います。

赤松　歯は抜けばいいという考え方もあるようですね。

河田　確かに、修理の限界を超えた歯の最終治療は抜歯です。それよりも、歯を抜けば痛みが治まるメカニズムを歯医者が知らないことのほうが問題です。「何でか知らんけど、歯を抜いたら痛みが治まる」と大学の教授が言うのを聞いて、冗談かと思いましたが、どうも本気だったみたいです。

赤松　歯を抜けば痛みが治まることは一応患者も知っていますよ。だからといってあまり抜かれたくないですけど。

河田　歯周病菌をはじめとした常在菌による細菌感染が歯の痛みです。そのばい菌を殺すために抗生物質の投与や消毒を繰り返し、それでもダメとなると抜歯です。歯を抜いたあとの傷口にはばい菌が入りたい放題です。それでもほぼ確実に細菌感染が消えて痛みが治まります。

赤松　不思議ですねぇ。

河田　強固にこびりついた歯石や腐った神経は生体にとって異物です。その異物の貯留場所となった歯も異物です。その異物を取ってしまえば細菌感染が成立しなくなるのです。

赤松　感染の原因が異物だってことですね。

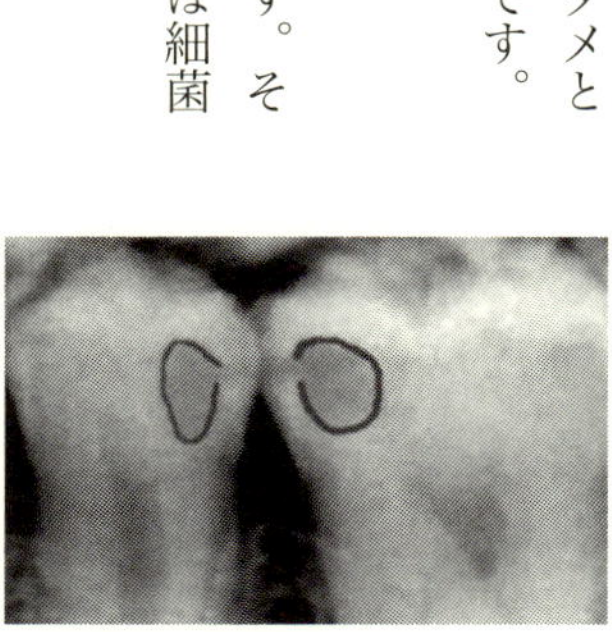

隣接面の象牙質う蝕。通常、一方の歯が虫歯なら、隣も虫歯です

河田　異物があると、それを排除するための防御反応として炎症が起こります。言ってみれば拒絶反応でしょうか。その結果生じた環境変化に適応した常在菌が異常繁殖すると、細菌感染が成立してしまいます。

歯学はなぜ医学から分離しているのか？

赤松　歯医者のルーツは「歯抜き師」というもので、大道芸の一種だったとも聞いています。

河田　昔は、がまの油売りみたいに客を集めて、「痛くなく抜きます。誰か抜いてほしい人はおらんか」みたいな調子だったという記録も残っているそうです。今でもインドや中国の一部では、街角で歯を抜く歯抜き師がいるみたいですね。

赤松　今でもですか？

河田　はい。もともと歯医者にはルーツが二つあって、主流が歯抜き師と、歯を抜いたあとに入れ歯を作る入れ歯師です。もう一つが、医者のなかで歯に興味を持つグループです。歯石を取ったり虫歯を治したりもしていましたが、こちらも治療の中心は抜歯だったようです。

赤松　歯学と医学が区別されるようになったのはいつごろからですか？

河田　一九一一年ごろ、歯の修理に特化した職業として医学から独立したのが始まりです。

赤松　アメリカから始まったそうですね。

河田　アメリカではその前に、歯学教育を学術教育の一部として位置づけるべきか、別個の職業学校に分離して教えるべきかという論争があったそうです。当時の歯科治療は虫歯の「修理」が中心です。歯を抜いて治す、削って治すだけであれば、医学的知識は不要です。アメリカ的合理主義でしょうか。

赤松　歯医者という存在の根源をどのように考えればよいのでしょうか？

河田　医学の一分野だった歯科医の流れが途絶え、歯抜き師の末裔が学問としての歯学理論を組み立てたということじゃないでしょうか。歯の神経をとるとか、歯周病を治すという治療は、歯学が医学から分離して、医学的知識から遠ざかったあとに構築されたものです。

医学と歯学の連携は可能か

赤松　口腔医療の重要性や、医科・歯科の連携が言われだして一〇年ほど経ちますが、いっこうに進んだようには思えません。そこのところはどうでしょう？

河田　糖尿病治療の権威と言われている大学の教授に聞いたら、連携は進んでいると言っていましたよ。

赤松　親しい方ですか？

河田　中学・高校の同窓生です。

赤松　その場合の連携とはどのような連携ですか？

河田　たとえば、内科と眼科がどのように連携しているかを考えればわかりやすいと思います。眼科のことは眼科に任せればよいというのが基本的な姿勢です。

赤松　歯医者は「歯周病を治してくれ」というのが内科からの要望ってことですか？

河田　「本心は『歯石を取ってくれ』じゃないの」って糖尿病の教授に聞いたら、「歯科には歯科の事情があるからね」って笑っていました。

赤松　糖尿病と歯周病は深くかかわっていると言われていますよね。

河田　糖尿病は抵抗力を低下させますので、歯周病を悪化させることは前から知られていました。最近は、歯周病菌から出る内毒素が血管内に入り込み、インスリンが効きにくくなり、糖尿病を悪化させるといわれています。歯周病菌が血中に入り、合併症である血管病を悪くすることもわかってきました。さらに、歯周病菌が腸に入り込んで直接悪さをするということですから驚きです。

赤松　歯周病を治すと糖尿病も治りますか？

河田　そこまではいきませんが、歯周ポケットの積極的な治療をすると、糖尿病の検査数値が改善することもわかっています。

赤松　情報の共有という観点ではどうでしょうか。

河田　「糖尿病連携手帳」というものを患者さんが持ち、関係する診療科で病気の状態や治療の内容を書いてもらうようになっています。歯科医は歯周病などについて記載します。

赤松　歯科医相互の無理解、内科医の無関心といった医療の専門家たちの内部的問題が介在しているように思いますが、どうなんでしょうかね？

河田　歯科からは学ぶモノがないというのがお医者さんの本音かもしれません。歯医者の主張は、何とか医者を超えてやろうという野心が見え隠れしています。そんな歯医者を、医者は冷ややかな目で見ているというのが現状ではないでしょうか。

赤松　歯医者さんにコンプレックスがあるということですか？

河田　あります。自分たちが劣るところはさておいて、優位なところを強調する傾向を感じています。

赤松　劣るところ？

河田　歯の専門家でありながら、歯周病を治せないのですから話になりません。歯周病を治すために医学的な知識や常識を内科医から教授してもらうくらいの姿勢が必要だと思います。

赤松　そこまで言われますか？　ますます怖くなるなあ（笑）。専門家同士の話し合いが、もっとあってもいいと思いますが。

河田　専門家同士、互いの専門分野に対して意見することは困難です。「歯医者さんって偉いねぇ。イオンバリアーで知覚過敏を防ぐってすごい発想やね」と、友達の眼科医に言われたことがあります。当然これは皮肉でしょうね。友達でも「間違っている」とは言いにくいようです。

歯学を医学の一分野に

河田　昔勤めていた病院で、内科の副院長が「歯医者さんのやってることがわからん」と嘆いていました。

赤松 どこがわからんのでしょうかね？

河田 歯科の専門知識がないからという意味もありますが、ご自身が持ち合わせている医学的な知識や常識から見て、歯医者は理解できない発想や治療をしているという意味です。

赤松 大学では医学・歯学相互の講義が行われているはずですよね。

河田 私たちもひと通りは医学の教育を受けましたが、うわべだけです。今と昔は随分違うと思いますが、基礎的な考え方が医学と歯学ではあまりにも違いすぎます。さっき赤松先生がおっしゃったように、「治す」と「直す」くらいの違いなんです。私の娘は二人とも医者ですが、医学的な話になると言葉が通じません。

赤松 何科のお医者さんをされているのですか？

河田 上は東京女子医科大学の循環器です。歯科医と一緒に研修を受けたそうですが、彼らはついていくのにアップアップでかわいそうだったと言っていました。下は京大の小児科で、東京の国際医療センターで歯科医と一緒に研修したそうです。ところで、お医者さんの本音、知ってます？

赤松 本音とは？

河田 「あんなバカ集団と一緒に仕事をやりたくない」ですよ、表には出しませんけど。医科・歯科の連携についていろいろなお医者さんに本音で聞いてきました。口には出さないけど、顔に皆書いてありました。

赤松　それはないでしょう。国立の歯学部は医学部と大差がないと思います。

河田　いやいや、受験の能力もさることながら、大学に入ってからの医学教育にとんでもない差があります。歯科医には、病を患った人を治すという使命感が希薄です。

赤松　歯学も医学の一分野になりませんか？

河田　歯学を医学から切り離したのは行政です。歯学も医学の一分野にすべきだと思いますが、大学を再編するくらいの行政の決断が必要だと思います。

赤松　いやはや、河田さんの歯に衣着せぬ言い方は怖いくらいです。かつて野党時代に政府や首相批判でそれなりに鳴らした私ですけど、河田さんの批判に比べるとかわいいもんでしたね（笑）。

歯の「常識」を疑え

「河田理論」をめぐって

赤松　では、いよいよ「河田理論」の核心をめぐる話に移りましょうか。

河田　河田理論は、「歯周病は歯ぐきの病気」という定義を否定したところから始まります。歯周病は歯槽骨が破壊される病気だということは、歯医者なら誰でも知っています。なのに、歯周病は歯ぐきの病気として定義されています。

赤松　私も歯ぐきの病気だと思っていました。テレビコマーシャルの影響ですかね。

河田　定義は学問を構築していくうえで基礎となる約束事です。たとえば地球が宇宙の中心だと考えられていた時代、それを前提にすべての物事が考えられ、説明されていました。でも地球が動いているとなると、以後の天文学はまったく異なる理論体系となっていきます。

赤松　確かにそういうことですよね。

河田　現在の一般的な定義によると、「歯肉炎（歯ぐきの病気）が歯を支える歯槽骨に波及したものが歯周炎（歯槽膿漏）である」とされています。この定義からすると、歯ぐきに炎症がなければ歯槽骨は一切破壊されないということになります。

赤松　そのはずですね。

河田　歯ぐきの炎症は歯ぐき表面の汚れが原因です。ところが、一所懸命歯磨きをして歯ぐき表面の汚れを取り続けても、歯槽骨の破壊は止まりません。

赤松　歯周病が「不治の病」と言われる所以ですね。

河田　死体解剖をして病理学的に検証した結果、歯ぐきに炎症がない人でも年間〇・〇六ミリメートルの骨が破壊されていくことが示されました。八〇歳で約五ミリです。これだけでも歯槽骨の破壊は歯ぐきの炎症が波及したものではないという証明になりそうなものですが、八〇歳で五ミリの歯槽骨破壊は加齢現象、つまり歳のせいであるというのが歯科界の定説です。

赤松　歳には勝てませんからねぇ。

歯周病の原因は歯石である

河田　ところが河田歯科医院では、三〇年の臨床データを積み重ねた結果、歯周ポケット内の歯石をはじめとした諸々の汚れを取り続けただけで、歯槽骨の破壊をゼロにすることができました。

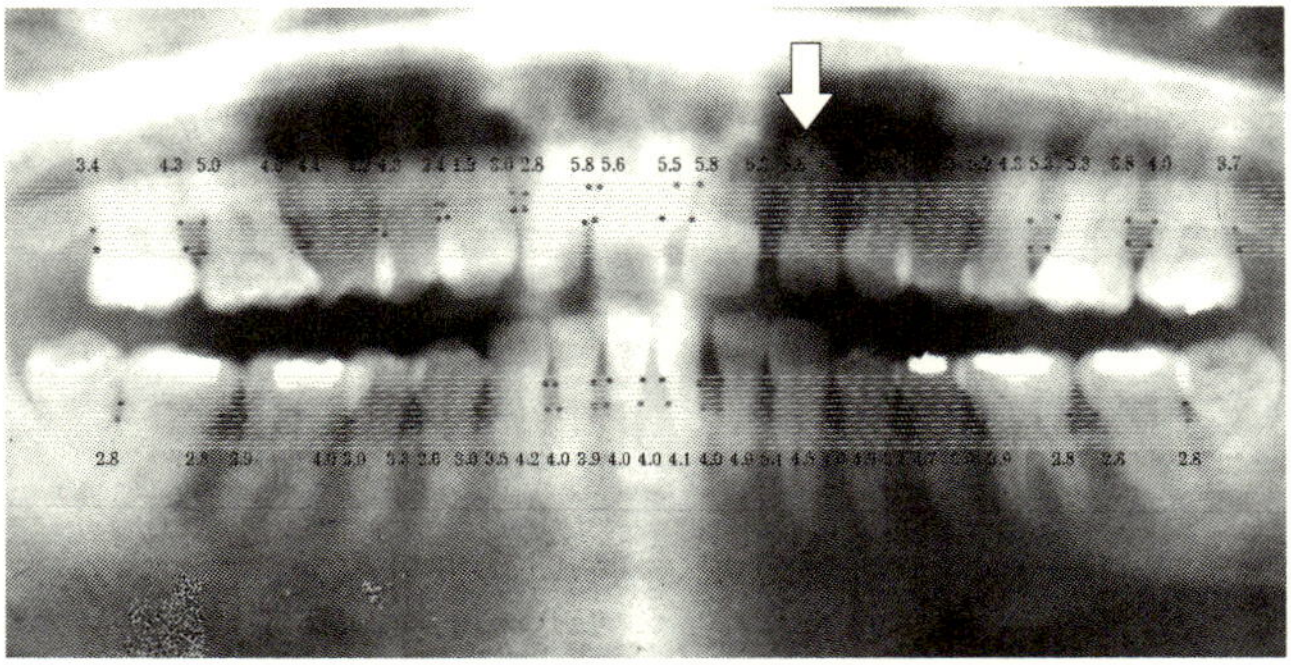

歯槽骨の破壊速度0.072mm/y。初診時の40歳女性。40歳にして－5mmを超えた歯もあります(↓)。破壊速度も速く、10年後には壊滅状態が懸念されます。歯槽骨喪失量－3.14mm。過去20年間の喪失量－1.45mm

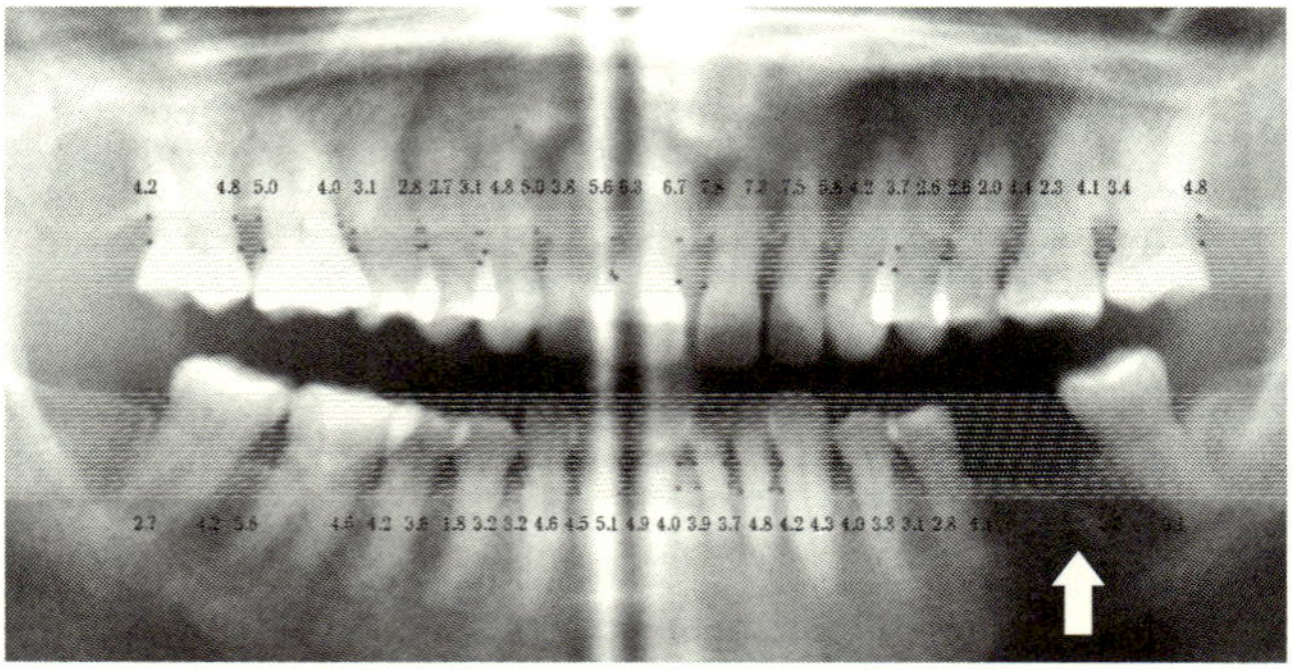

32年後、72歳。事故で失った歯(↑)を除いて、歯槽骨破壊がコントロールされています。歯槽骨喪失量－3.22mm(ケア頻度：1.86か月に1度)。40歳から32年間の喪失量－0.08mm。破壊速度－0.003mm/y

赤松　歯槽骨の破壊の原因は、歯周ポケット内の歯石だということですね。ところで、あらためてうかがいますが、歯周ポケットって何ですか？

河田　歯ぐきが健康だと、歯と歯ぐきの境目にある溝（歯肉溝）はぴったりとくっついています。ところが歯ぐきが腫れてくると、ポケットのような袋状の隙間ができてきます。

赤松　歯と歯ぐきの間の隙間ですね。

河田　歯周病は、歯石（歯周ポケット内に貯留する諸々の汚れ）によって、歯槽骨が破壊される病気です。盲腸炎の原因とされる虫垂のようなものです。髪の毛や食べ物が虫垂という袋にたまって炎症が起こり、周囲の環境が変わって一部の大腸菌が異常繁殖した状態が盲腸炎でしょう。幸いにも虫垂は不要な臓器ですので、切り取ってしまえば二度と汚れがたまりません。歯周ポケットを切り取るという手術もありますが、審美的な問題もあってあまりお勧めできません。それよりも幸いなことに口の中ですから、たまった汚れを簡単に取ることができます。

赤松　歴史的にはどのように考えられてきたのでしょうか？

河田　歯槽骨破壊がレントゲンで確認されたのは一九九〇年代以降のことですが、医学の父ヒポクラテスは歯石が原因だと言っていました。

赤松　歯石ってどれくらいの時間でできるものですか？

河田　歯肉縁上歯石だと早ければ三日、一週間あれば十分です。歯石は唾液中のカルシウム塩が何らかの原因で過飽和になって析出し，歯に付着するためにできるものといわれています。

赤松　そもそも、歯周病菌が歯周病の原因だといわれだしたのはいつごろからですか？

河田　一九六〇年代から七〇年代にかけてです。確かに歯周病菌による細菌感染ですから、時代背景的に歯周病菌を撲滅する薬や方法があると信じられたのだと思います。

赤松　薬は効かないんですか？

河田　歯ぐきが腫れて痛みがあるときには薬も有効です。抗生物質を飲むと一時的に炎症は治まりますが、ずーっと飲み続けることはできません。局所に軟膏を塗るという方法もありますが、肝心の歯槽骨の破壊を止めることはできません。もともと（一九六〇年代）、街の歯科医は歯石を一切取っていなかったし、細菌に効く抗生物質の存在すら知らなかったようですよ。

赤松　歯周病菌と歯石の関係をどう学び、実践に活かすかが今後の課題ですね。

河田　歯石を取り続けることで歯槽骨の破壊が止まることが実証された以上、取らなきゃいけないんです。

歯石の形成

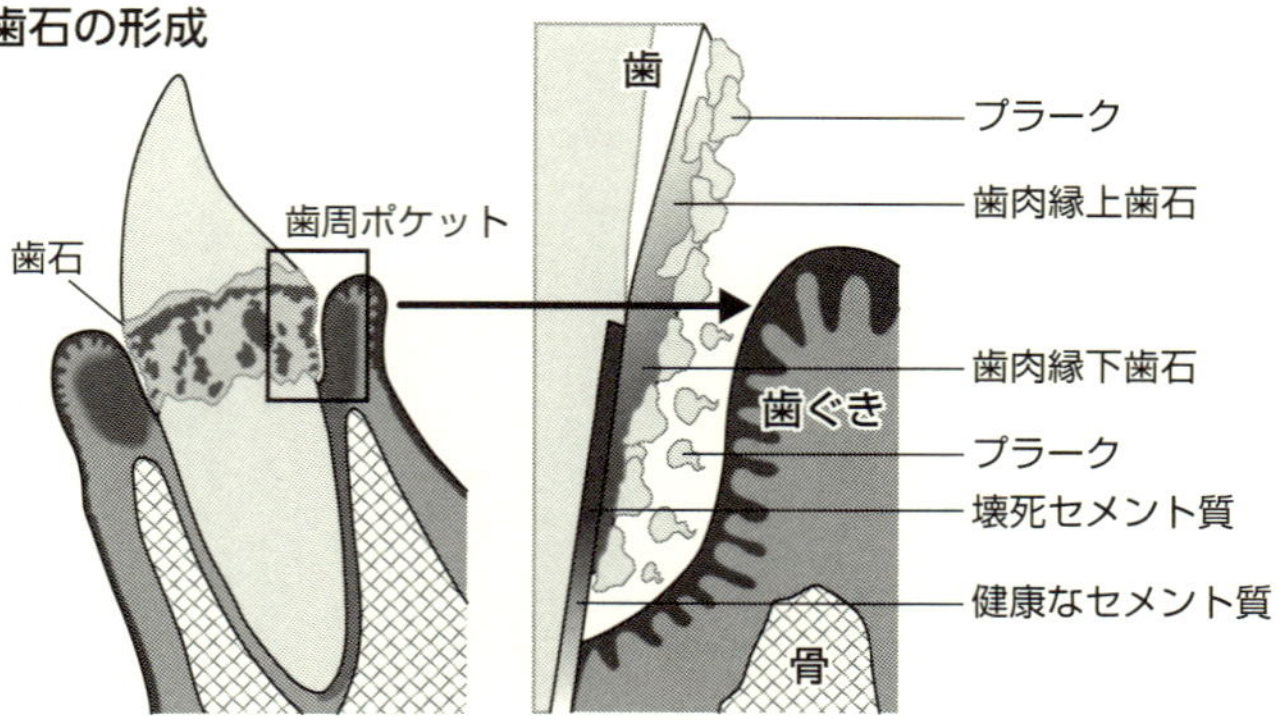

歯に付着したプラークはカルシウムなどのミネラルを取り込み、数日後には歯石に成長していきます

常在菌である歯周病菌の撲滅は不可能

赤松　歯周病菌と歯石の関係は、医学的にはどのように解釈すればよいのでしょうか。

河田　歯槽骨の破壊は、歯周ポケット内で起こった細菌感染によるものです。

赤松　やはり歯周病菌が原因ですか？

河田　それはそうなのですが、地球上には無限大と言ってよいほどの種類と数の細菌が生息しています。そのなかでも人体に入り込んで不都合な状態、つまり病気を引き起こす細菌を病原菌といいます。病原菌となる細菌はわずか数百種類だと思います。病原菌のなかでも、結核菌や破傷風菌みたいな病原菌は普段人間とかかわりのないところに暮らしている細菌ですから、薬などで排除することができます。ところが、歯周病菌は誰の口の中にもいる常在菌です。常在菌を完全に排除することは不可能です。もし排除しきったとすれば人は死んでしまいます。

赤松　どういうことですか？

河田　たとえば腸の中で生息している大腸菌。今食べているものを大腸菌が分解してくれるから、私たちはそれを吸収して生きているのです。盲腸炎の原因だからといって大腸菌をすべて殺し切ってしまうと、おそらく一か月もしないうちに私たちは餓死してしまうでしょう。

赤松　ああ、そういうことですね。それはわかります。

河田　常在菌による細菌感染は異物の周辺で起こります。異物があると、生体の防御反応として炎症が起こり、周囲の環境が変化します。その環境に適した常在菌が異常繁殖した状態が細菌感染です。盲腸炎の場合は、虫垂という袋にたまった汚物が異物です。

赤松　それで虫垂を切り取るわけですね。

河田　炎症は異物を排除するための生体防御反応だということは医学の常識です。医学の世界には、異物の周囲で炎症が起こると環境の変化が起こり、その環境に適した常在菌が異常繁殖して感染が成立するとする論文が一九五〇年代からあります。

赤松　悪いばい菌が入って化膿したといいますよね。

河田　破傷風菌のような病原菌は別として、本来の生息場所にいる常在菌が傷口から侵入して化膿することはありません。歯ブラシや爪楊枝で血まみれになったとしても、普通何事もなかったかのように治るでしょう。

赤松　確かに。口の中はいろいろあっても結局は治る。歯痛を除いてはね。

河田　傷口には歯周病菌が入りたい放題です。でも傷ついただけでは化膿しませんが、小さな魚の骨が突き刺さった場合ですと異常に気になります。突き刺さったままにしておくと細菌感染を起こして化膿してきます。

赤松　そうですか。それは痛そう、聞いているだけでも。

河田　魚の小骨が異物だからです。その小骨が取れた瞬間、痛みは消えて細菌感染も治まってきます。

赤松　歯ぐきの細菌感染が、表面のプラークを取り除くと治まるのと同じですね。
河田　同じように、歯槽骨の細菌感染は歯周ポケット内の歯石を取り除くと治まります。

歯槽膿漏から歯周病への名称変更

赤松　繰り返すようですが、私も、歯槽膿漏は歯ぐきがおかしくなってしまうことによりもたらされる災いだと思っていました。
河田　歯槽膿漏は、歯槽骨が破壊される病気です。それなのに、歯ぐきの病気というイメージを定着させてしまった歯周病という病名は嫌いです。
赤松　私たちの年代ですと、歯槽膿漏のほうがピンときますね。いかにも歯を失う怖い病気というイメージです。
河田　そう、レントゲンがなかった時代は「熟れすぎたトマト」じゃないけど、歯が歯ぐきから抜け落ちる怖い病気だったと思います。本当は歯槽骨が破壊されて抜け落ちるのに、歯ぐきの病気であるという誤った思い込みがありました。その長年の思い込みが、歯槽膿漏は歯ぐきの病気という誤った定義を作ってしまったのだと思います。
赤松　歯周病という名称にかわったのはいつごろからですか？
河田　昭和三十六年（一九六一年）ごろ、国民皆保険制度の発足にともなって、英語のPeriodontal

disease を直訳したみたいです。もっとも、英語圏の人でも Periodontal disease という専門用語を知らなくって、Gum disease（歯肉病）が一般的なようです。

赤松 歳をとられた歯科医と若い歯科医の捉え方の違いはありますか？

河田 極端な話、高齢の歯科医にとって歯周病の原因はどうでもよいのです。歯周病の患者さんがくれば、保険規則に則ってブラッシング指導や生活指導すればお金になります。それで治ると教わってきましたから。その点若い歯科医は、ブラッシング指導をしても限界があることを知っています。

赤松 若い世代の歯医者さんは歯石を取ったほうがよいと思っているみたいですね。

河田 問題は、「ブラッシングで歯周病菌を減らせば歯周病は治る」と信じた世代が作った保険規則でしょう。また、「歯石は取らないほうが患者さんのため」とまで言い切った人もいました。

赤松 どういう意味ですか？

河田 歯周病は歯周病菌の塊である歯ぐき表面のプラークが原因であり、歯磨きによるプラーク除去こそが根本的な解決策だと信じられていたころの話です。安易に歯石を取ってしまうと、歯ぐき表面の炎症は治ってしまいます。炎症が治まってしまうと、根本治療であるはずの歯磨きがおろそかになってしまうので、ご本人のためにならないということです。

赤松 歯石の除去が習慣化されてないのはどうしてでしょうか？

河田 「歯石には病原性がないから取る必要がない」という考えは今でも根付いていて、保険規則にもしっかり反映されています。このことが正しくて成果が得られているのならいいですけど、この勘違いのせいで世界中で数え切れないほどの歯が失われ、命まで脅かされている現実を見ていると、何とかしないといけないという思いでいっぱいです。

赤松　歯周病以外の治療にも影響がありますか？

河田　常在菌による感染がなぜ起こり、どのように治療すれば治るかが違うわけですから、歯の修理以外の治療すべてに影響があります。

赤松　たとえば？

河田　歯の神経をとったあと、根っこの先で感染が起こり、いくらばい菌を減らす治療をしても治りません。そんなトラブルで悩まれている人が全国にどれほどいらっしゃるか。

赤松　日常の治療ですからトラブルも多いでしょうね。

河田　インプラント治療後の感染も同じです。

赤松　それって日本の技術が未熟なせいだと言われていますね。以前には外国に行ってインプラント治療をやってきたという話をよく聞きました。あ、あれはカネの問題か（笑）。

河田　違います。常在菌による感染がなぜ起こるかを知らないまま、誤った改良が行われてきたからです。インプラント治療後のトラブルは、最近増加傾向にあると言われています。

赤松　インプラントについてはわからんことばかり、詳しくおうかがいしたいですね。

河田　「インプラントの表面性状による長期的予後の差はない」という調査結果もありますが、そのような調査が行われること自体、改良にともなってトラブルが増えたという臨床実感があるからです。切り口を変えれば、調査結果はいかようにも変わります。インプラントについてはあとで詳しくお話しさせていただきます。

予防重視か、その場しのぎか

赤松　山形県の熊谷崇先生（※）のことをテレビで観ました。厚生労働省の担当課長も彼を高く評価していましたよ。ある民主党の議員との対談も雑誌で読みました。なかなか立派な方ですね。

河田　熊谷先生は正統派で、歯周病の原因は歯周ポケット内のバイオフィルムだとおっしゃっています。「歯周ポケット内の」というところが私と同じですから、基本的な治療の進め方はまったく同じです。

赤松　スケーリングが主体ですか？

河田　初期治療はスケーリングが主体ですが、そ

バイオフィルムの構造

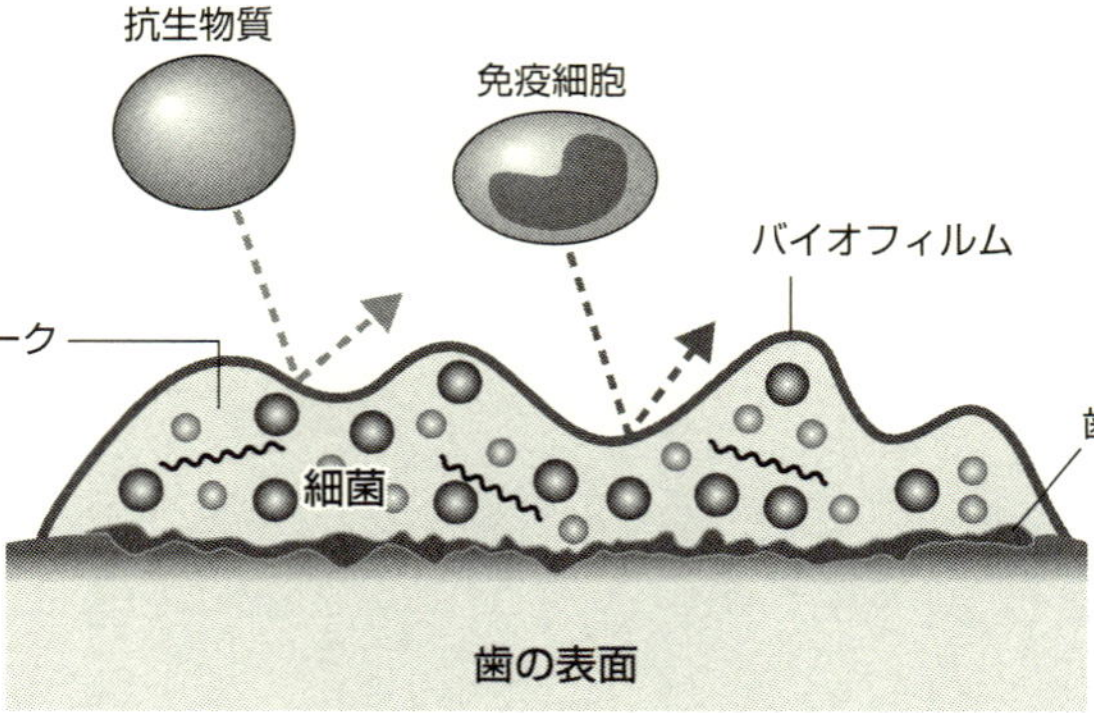

細菌がプラークという住み家を作り出し、歯垢が時間とともに成熟してねばねばのバリアに覆われたバイオフィルムを作ります。歯面に強固に付着したバイオフィルムは歯磨きだけでは落とせないため、歯科医院で定期的に落とす必要があります

の後のメンテナンスは持続的なバイオフィルムの破壊と除去が目的だそうですので、微妙に違うのかもしれません。

赤松　他の多くの歯医者さんが歯周ポケット内の掃除をしないのって、どうしてですかね？

河田　保険点数にないからです。歯周病の原因は歯ぐき表面の汚れというのが保険規則の基本です。したがって、表面の汚れを取るブラッシング指導や生活指導には保険点数がついていますが、初診時を除いてスケーリングをしてもお金にならない規則です。

赤松　それは変ですね。

河田　変でしょう。とにかく歯周ポケット内の掃除をし続けることによって、歯の健康が劇的に改善されることが実証されています。特に熊谷先生のデータは説得力があります。抜歯件数が五分の一に減ったとか、虫歯の数が激減したなどをしっかり分析されています。虫歯が多いことで全国でも最悪だった山形県を世界のトップレベルに導こうとされています。厚労省も無視できないでしょう。

赤松　そう思いますよ。そういう動きを見ていると、歯科治療の世界も転換期を迎えたかっていう感じがしますね。

※熊谷崇先生　山形県酒田市日吉歯科診療所理事長。長期にわたり定期的で継続的なメンテナンスを主体にした歯科診療を推し進め、健康を維持することをより確実なものにしています。

予防とコントロールにより長期的な視点を

河田　虫歯と歯周病がコントロール可能な病気という認識をもって、保険制度を考え直すときがきました。

赤松　熊谷先生は、患者の口の中が綺麗にならないかぎり、その人の治療には入らないということを徹底されているようですね。

河田　初診時のスケーリングは特に大事です。特に原因が特定しにくい痛みの多くは、歯石を取ることで治まります。

赤松　私の経験では、スケーリングをするとかえって痛みが起こることもあるように思いますが？

河田　痛みのもとは炎症です。炎症があると、軽い刺激で異常に強い痛みを感じます。この状態を知覚過敏といいます。もともと歯の神経が炎症を起こしている場合、スケーリングの刺激で痛みを呼び起こしてしまうこともあります。

赤松　そんなケースではどのように対処されますか？

河田　痛みが軽い場合はそれだけ炎症の程度も軽いということですから、知覚過敏の治療薬を塗って様子をみます。痛みが強いときは回復の見込みが低いので、神経をとることになるでしょうね。

赤松　それは患者としては困りますね。

河田　厄介なことですが、診断は大切です。痛みの場所を特定したり、原因を探ることで治療方針が決

ケアの有無による違い(兄妹の比較)。兄妹とも初診時は24歳でした。歯石除去を受けた妹は、虫歯・歯周病ともにコントロールされています。一方の兄は38歳のとき既に大半の歯が神経を失い、歯周病も歳相応に進行しています

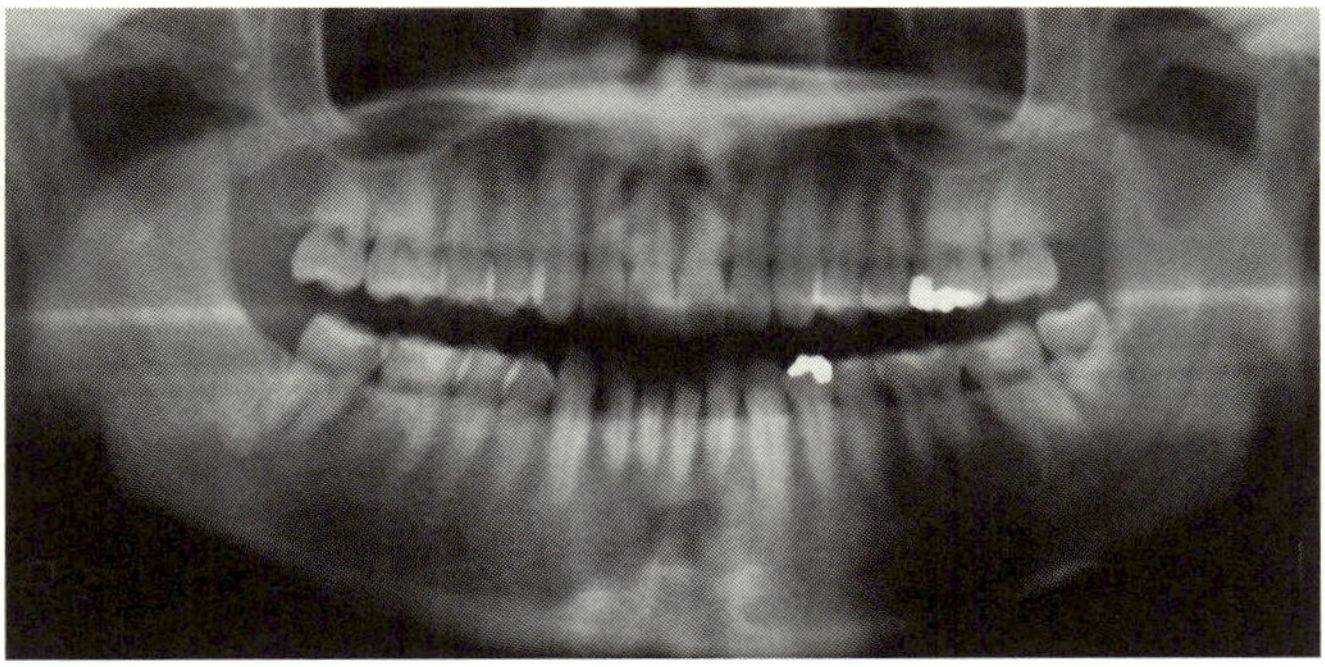

妹44歳時、ケア歴20年

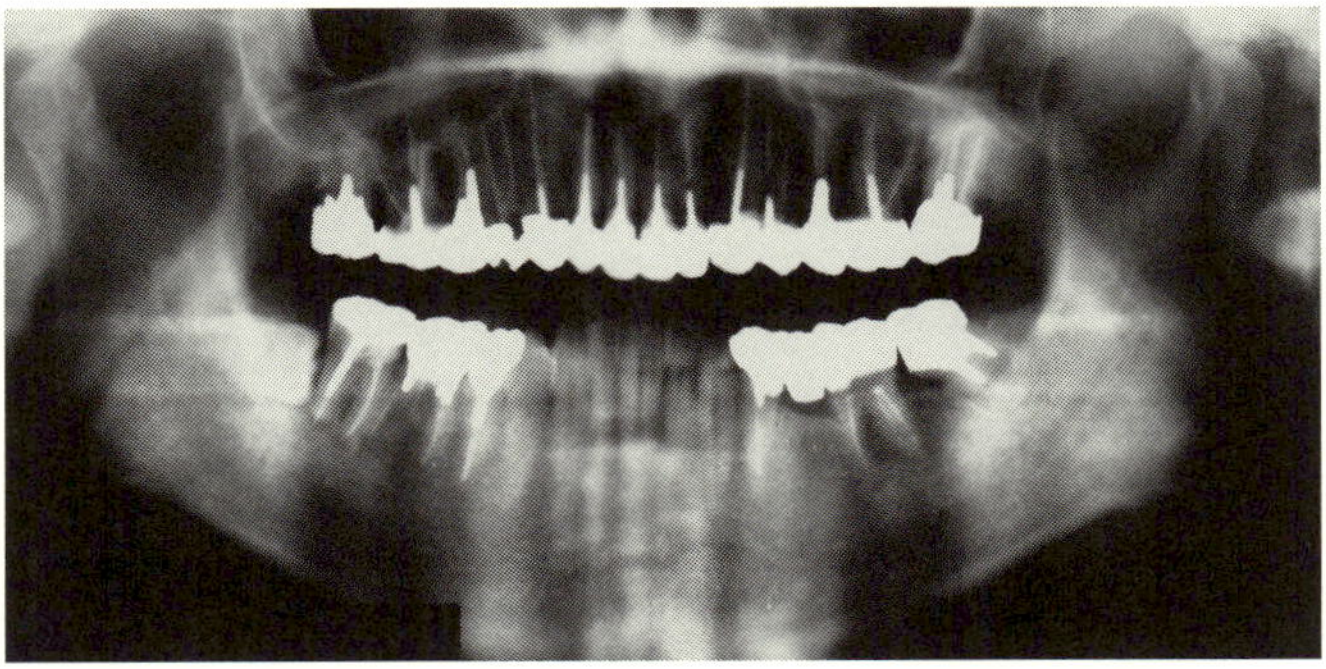

兄38歳時。不都合が生じたときだけ通院

まります。何よりも同じ過ちを繰り返さないために、長期的な展望を見据えた治療計画を組み立てること。それを行わないで治療しても、無駄になってしまいます。熊谷先生もそのことを長年の臨床から痛いほど学ばれたのだと思います。

赤松　長期的な展望ですか。なかなか難しいや。

河田　痛みをとるだけなら問答無用に抜けばよいと思います。痛みさえなければよいという人は、手間暇かけて治療しても、数年でその歯をダメにしてしまいます。歯科医のなかには、そのほうが都合がいいと考えている人もいますが、本当に健康を願う歯科医であれば、将来を見据えた治療を提案します。

赤松　若い人ならともかく、老いた者に将来を見据えてと言われましてもねえ。死ぬときをいつと見るかで違ってきますよね。先延ばしにして逃げ切ろうって思いますよ（笑）。だいたい、予防重視が叫ばれていますが、あまり浸透していないように思います。なぜですかね。

河田　歯周病に関しては、ブラッシングを徹底してもあまり成果が挙がらないからじゃないですか。適切な予防を徹底すると、どのような結果がもたらされるのかが具体的に知られていないからだと思います。

赤松　歯医者にいっても治らないということですか。

河田　定期的にスケーリングさえしておけば、確実にコントロールできます。でも現在のところ、歯周病は歯医者にいっても治らないように感じていらっしゃるのではないでしょうか。最大のネックは、予防的処置は保険対象外だということ。病気を治すための疾病保険という制度が問題です。

赤松　河田先生はコントロールという言葉を使われますよね。

河田　遭遇するかどうかわからない病気に対する備えが「予防」です。必ず遭遇する事態や病気を回避する医療行為が「コントロール」です。たとえば、糖尿病を放置すると最悪の事態を招くことがほぼ確実ですが、何とか今の状態を維持できれば最悪の事態は回避できます。歯周病と診断された人も同じです。それ以前に、虫歯や歯周病と生涯無縁な人は一人もいないわけですから、子どものころからコントロールしましょうという提案です。

赤松　私はかつて糖尿病と診断されましたが、今では薬などまったく飲まないでHbA1cも六・二程度です。一日おきに一時間ランニングし、しない日は一万歩程度歩くという徹底した運動療法です。これこそ究極のコントロールと自負しています。熊谷先生も、「健康な人を健康のまま維持し、また、問題を抱えて来院された方には適切な治療を行ったうえで、得られた状態をできるだけ長期に維持するための診療システムを長きにわたり構築してきました」とおっしゃっているよ

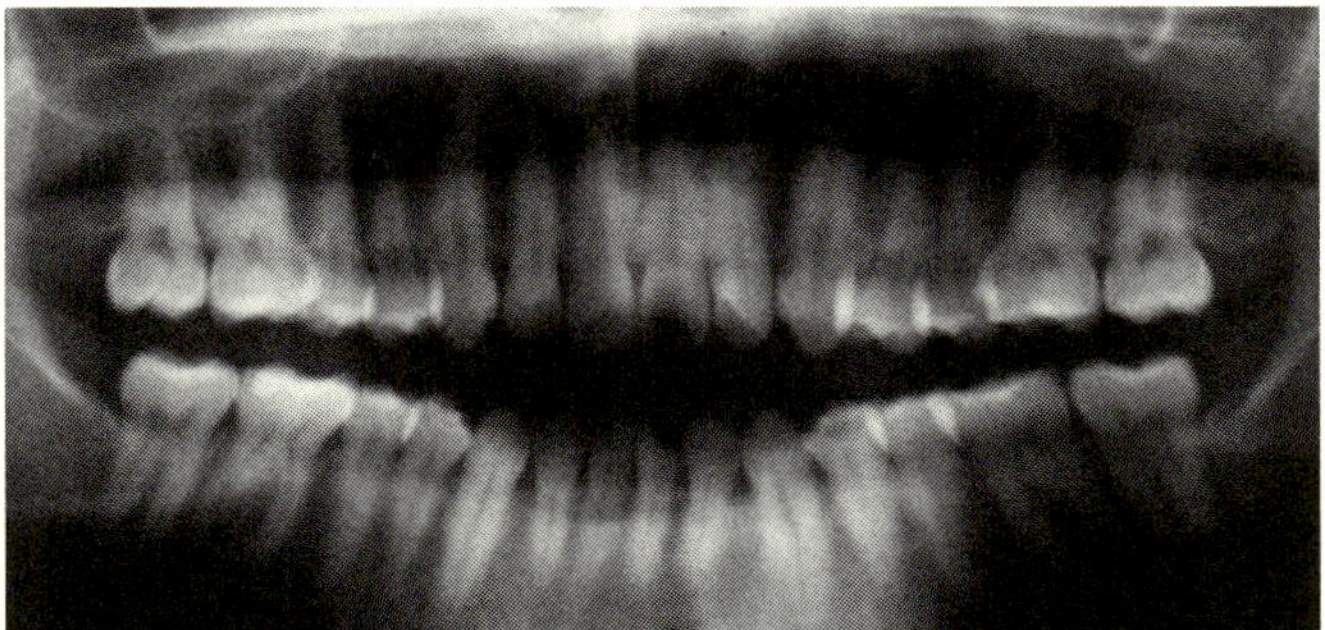

ケア歴20年の28歳男性。虫歯と歯周病はコントロール可能な病気です

うですね。

河田　まったく同じです。病気が生じた結果の修復や処置をすることが歯科医療だと長く考えられてきました。でも、歯の病気を防ぐことができることがわかったのですから、今後の歯科医療を変えなきゃいけないし、また変わっていくでしょう。

これからは歯科衛生士が主役へ？

赤松　そうなると、現在の歯科医の数は多いのか、それとも少ないのか。あちらにもこちらにもあるように見えますが。

河田　現状の診療形態を続けるかぎり、歯科医師数は過剰です。予防を重視した診療形態に移行すれば、予防の対象はすべての国民ですから、適正な数ということになりそうです。

赤松　予防処置は歯科衛生士の重要な業務の一つですが、衛生士の役割は今後どうなるでしょうか？

河田　一般的な評価は、衛生士はスケーリングができるだけという認識です。私からすると、治療の説明をしてくれたり、患者さんの状況を詳しく聞いてくれたり、おまけにスケーリングや治療の補助までしてくれる貴重な存在です。

赤松　熊谷先生も、患者さんとのコミュニケーションを通じて様々な情報をつかみ、歯科医師へフィードバックするなど、適切な治療を提供するためのパートナーとして、歯科衛生士は重要な役割を担っていると高く評価されていますね。

河田　これからの歯科医療は衛生士が主役でしょう。歯医者は悪くなった歯を直す（修理）役割、健康な状態に治すのが衛生士です。是非、衛生士をもっと増やしてください。

赤松　ウーン。いい住み分け表現ですね、それって。私の高校の後輩で神戸の大学の理事長をしている人物がいます。彼の大学では歯科衛生士を養成する学科があって、大変に就職率もいいようですが、歯科医の先生方にはもっと待遇を良くしてやってほしいと言っていましたよ。先生のところは大丈夫ですよね（笑）。

厚生労働省や政治家に望みたいこと

赤松　ところで、私は現役時代に歯科技工士の皆さんの要望を聞く機会がありました。あの仕事もなかなか大変ですね。歯科技工料を含めて、診療報酬のあり方が大きな問題だと思いました。

河田　兵庫県にも技工士学校が二つありましたが、両方とも閉鎖です。

赤松　ウーン、そうですか。やっぱりねえ。

河田　歯の被せモノや詰めモノは技工士さんが作ります。人件費や材料費は間違いなく高騰していますが、保険制度発足以来、価格は事実上据え置かれたままです。技工料は過当競争や海外への発注が増えてむしろ下がっています。歯科医師会や厚労省にどのような思惑があるのか知りませんが、長年冷遇し続けてきたことが原因だと思います。技工士さんには申しわけありませんが、これから将来にかけて技工士の需要は減ると思います。

赤松　細かな技術力に長けた日本人だから、いいものができるはずと思うんですがねぇ。

河田　技工士の仕事の量がいくら減ってもゼロにはなりません。そこのところを見据えて、今から対策を講じておかないと大問題になると思います。

利用者のほうを向いた診療報酬制度へ

赤松　毎回の診療報酬をめぐる政治交渉にあっては、初診料や再診料の一律アップを要求する歯科医師会の姿勢はあまり感心しませんね。

河田　あれでは国民の支持は得られません。それがたとえばインプラントを保険導入するような要求であれば、少なくともある程度の支持は得られるでしょう。政治家に賄賂を贈って診療報酬を上げたつもりかもしれませんが、この一五年間以上、歯科の医療費総額は二兆五〇〇〇億円のままです。国民の顰《ひん》蹙《しゅく》をかってまで個々の診療報酬を上げても、歯科の医療費総額が同じということは、正当な報酬が支払われなくなったことを物語っています。

赤松　ついこの間もまたぞろ不正な政治献金のやり取りが日本歯科医師会推薦の政治家と日本歯科医師会との間で発覚、日本歯科医師会の会長らが逮捕されました。こうした政治とのダーティーな関係を根本的に断つために必要なことは何だと思います?

河田　個々の報酬増額を当分返上することを宣言するくらいのパフォーマンスがあってもよいと思います。そのうえで、治療しても報酬が受けられない仕組みや、不合理な保険規則を徹底的に洗いなおすべきです。医療費抑制というのは国民にとって耳当たりのよい響きですが、治療に制限を加えて達成を図ったのでは肝心の健康が損なわれてしまいます。

赤松　たとえば?

河田　歯周病治療後のケア(SPT)は保険給付の対象です。ところがその普及率は二～三%です。治療しても報酬が受けられない仕組みや制限があるからです。その結果、間違いなく歯の健康が損なわれています。

赤松　診療報酬については医師や歯科医師の側にも言い分があると思いますが、そこのところをズバリ言ってください。

河田　個々の診療報酬については、アメリカの一〇分の一という不合理なところも多々あります。が、適切な報酬とはどれくらいかを問う前に、医療上必要な治療が行われること

総医療費と歯科医療費の推移

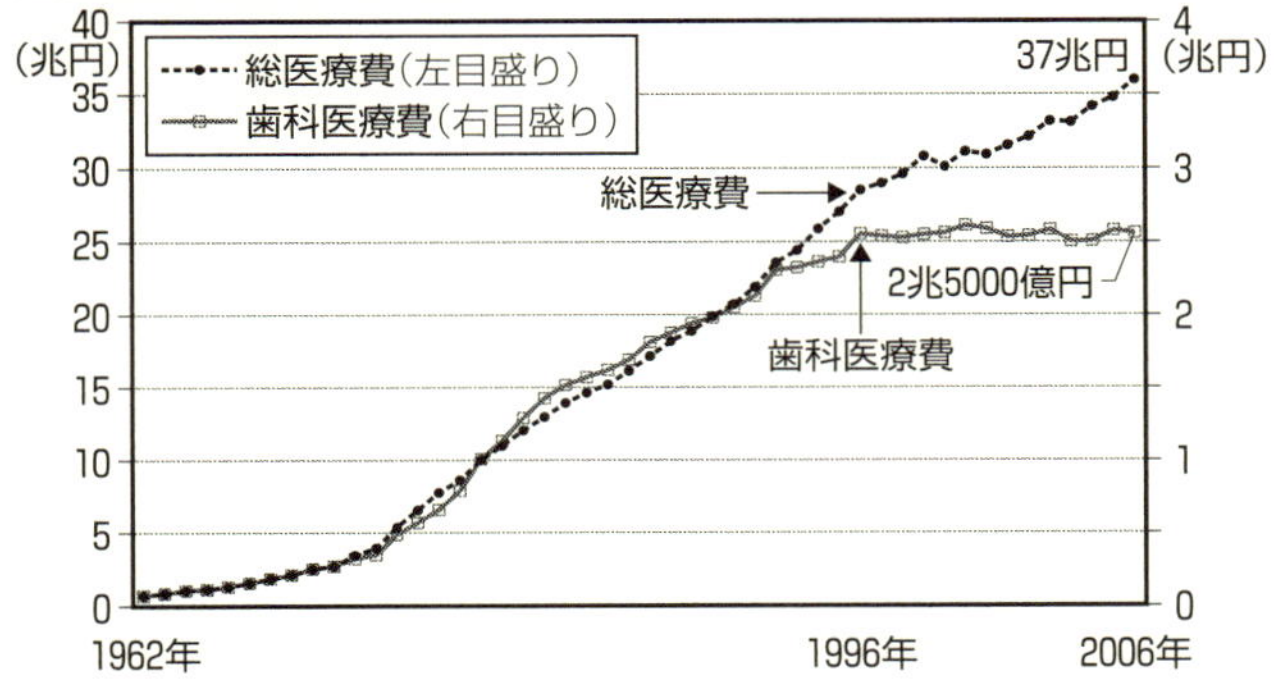

と、それに見合った診療報酬が支払われることが前提です。同じ日に治療すると一方が保険請求できないとか、治療しても請求項目がないようなおかしなことが多すぎます。患者さんが窓口で納得できないのは、診療報酬と規則が一般的な市場経済からかけ離れたところで決められているからです。高いとか安いとかの次元じゃなく、患者さんも納得できるような手間に見合った診療報酬であってほしいと願います。

赤松　とくに歯のケアに対する保険点数の変動が随分と大きいと聞きましたが。

河田　学術的に有効性が認められた同一の処置が、財政上の都合で二年ごとに激しく変動しています。名称を変え、取り扱い基準を変え、時には消滅してしまったり。このような頻繁な変動は市場経済では到底受け入れられません。それが歯周病関連に集中して三〇年以上迷走し続けています。

赤松　それは恥ずかしながら私は現役時代には気づきま

歯のケアに対する保険点数の変遷（16歳以上）

1986年以前	再診（—）、P処置（14点×2）、口腔衛生指導料（200点）	228点
1986年（PⅠ型）	再診（22点）、P処置（10点）、口腔衛生指導料（180点）	212点
1986年（PⅡ型）	再診（22点）、P処置（10点）、口腔衛生指導料（130点）	162点
2000年	再診（40点）、P処置（10点）、P継続指導料（130点）、衛生士指導（80点）	260点
2002年	再診、P処置、P継続指導料、衛生士指導（80点）、歯周継続総合診断料（620点）	700点
2006年	再診（38点）、P処置、歯科疾患継続指導（120点）、衛生士指導（80点）、**事実上ケアの廃止**	238点
2008年	再診（40点）、P処置、歯科疾患管理料（110点）、衛生士指導（80点）、SPT（150点）→２年目は125点	380点
2010年	再診（42点）、P基本処置、歯科疾患管理料（110点）、衛生士実施指導料（80点）、SPT（300点）→３か月毎	532点

SPT（Supportive Periodontal Therapy）：歯周治療後の補助療法。スケーリング、プラークコントロールなど
P：歯周病

せんでした。すみません、頼りない副大臣で（笑）。そもそもなぜそれが歯周病関連に多いと思われますか？

河田　学会自体の治療方針が迷走しているからです。ブラッシング至上主義から生活指導、そして今ようやく歯石除去にたどり着きつつある状況です。

赤松　そういうことですか。政治家への注文はいっぱいあると思います。遠慮しないでバンバン言ってください。あ、遠慮するような人じゃないか（笑）。

河田　民主国家は国民が主役です。一部団体の利益ではなく、国民全体のためになるかどうかを最優先にして政策を決めてほしいと思います。ケアの有効性を過去に何度か政治家に直接訴えてお願いしましたが、「要望があれば歯科医師会を通してくれ」って断られました。こんなに耳を傾けてくれたのは赤松先生が初めてです。

赤松　お世辞なんか言わずともいいですよ。気持ち悪いですから（笑）。ま、政治家は間口が広いもので、あれこれと取り組むことが多くて。

不可解な再審査請求が多い健康保険組合

赤松　歯科医療の現場ではどうなっていますか？

河田　私の知っているかぎり、若い先生方はＳＰＴをやりたがっています。でも実際、保険ではほとんどど行われていません。

赤松　どうしてでしょう？

河田　保険の審査が怖いからです。毎月は無理でも、三か月ごとなら保険請求しても大丈夫だと教えてあげても実践してくれません。条件さえ揃えれば、日本の保険制度でも毎月できることにはなっています。実際のニーズとはかなり乖離した条件ですから、これを無理やり揃えて、ケンカしながらならなんとかできる仕組みですけどね。

赤松　誰とケンカですか？　支払基金と？

河田　支払基金や国保連合もそうですが、どちらかというと健康保険組合や市町村です。

赤松　健康保険組合ですか？

河田　そう。国民から保険料を徴収して、使ったお金を支払うだけの組織のはずですが、どこも財政状況が厳しいみたいで、とにかくお金を払いたくないのが本音です。重箱の隅を突っついて規則に抵触する治療費を削減するところまでは許容範囲ですが、虚偽の申請をしてでも支払いを免

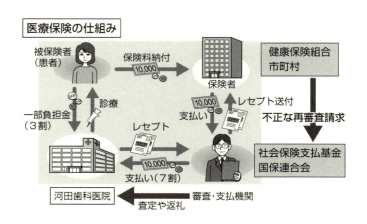

れようとしています。

赤松　それって、どういうことですか？

河田　今の保険規則だと、歯周外科処置をした人については毎月ＳＰＴができることになっています。なのに、大量の「査定（不当な治療として減点）」や「返礼（治療の必要性に対する問い合わせ）」が返ってきます。いくら治療の必要性を訴えた回答を提出しても却下されます。

赤松　それは怖いですねぇ。若い歯科医なんかは特に。

河田　怖いですよ。保険医指定が取り消しになる可能性もあります。最近、歯周外科処置をしないでＳＰＴを行うのは不適切ですという査定がきたので、保険組合や市町村に直接問い合わせました。調べてみたら、初診時に行った歯周外科処置の見落としで、単純なミスだって言いわけしていました。

赤松　ミスで許されるんですか？

河田　単純なミスが複数同時に、しかも何度も繰り返されたとなると、明らかに意図的な犯罪ですよ。虚偽の申請をしてでも支払いを拒否するつもりかと大喧嘩しました。それでも彼らには何のペナルティーもないんですね。こんな状況ですから毎月歯石除去するのは無理ですが、三か月ごとなら大丈夫です。

赤松　保険審査の実態はどのような感じですか？

河田　県によって違います。審査している先生方はおおむねＳＰＴを推進する立場のようです。ところが、実際にＳＰＴを請求しても意味不明の査定が突然、しかも時には大量に返ってきます。意味不明というのは、保険規則に照らし合わせて落ち度がないということですから、改善の余地がなく、怖くて二度と請求できません。

赤松　推進の立場なのに査定は変ですね。

河田　先ほどの保険組合にとって、ＳＰＴは一年もすれば十分、それ以上は不必要な過剰診療だという認識です。したがって一年以上経過したものについては過剰診療じゃないですかと、支払基金に対してドンドン再審査をするように、と申し出てくるわけです。

赤松　過剰かどうかの判定をするっていうのは現実には難しいでしょう。

河田　患者さんの状態を知らないと無理です。そこで、三回に一回くらいは再審査請求を認めようかというのが実態のようです。

赤松　さじ加減ですか。

河田　そうです。そのさじ加減が県によって違うと思います。査定が意味不明の理由もそこにあるのでしょう。健康保険組合は三回に一回認められるのなら、もっと再審査請求しようとします。

子どものスケーリングにも保険点数を

赤松　厚生労働省には何を望まれますか。

河田　患者さんの利益を最優先に、保険規則を作り変えるべきです。今は財務省や歯科医師会からの要望を満たすために、患者さんのニーズや実態とまったく乖離した規則になっています。

機械的歯面清掃

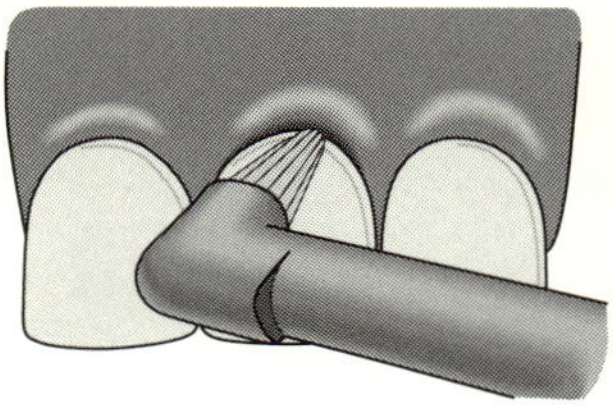
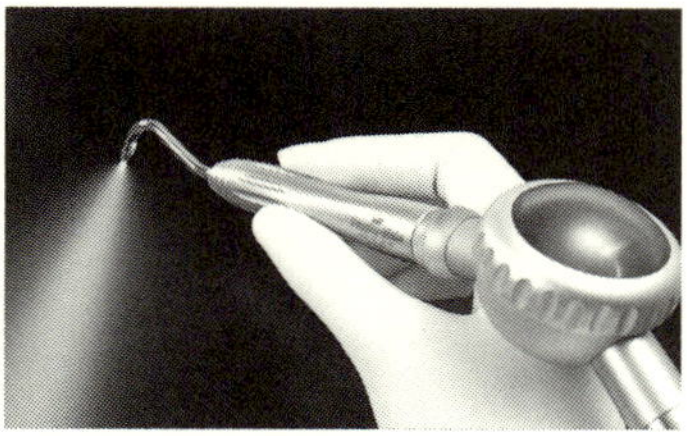

日常の歯磨きでは取り切れない、色素沈着やプラークを除去します。ゴムやブラシを使ったり、超微細なウォータースプレーとパウダーを使って、歯面と歯間部分の清掃および研磨をします

赤松　たとえば？

河田　今はＳＰＴと同じ日に機械的歯面清掃をしても算定できない規則です。患者さんは歯医者にいったからには、歯の表面も歯ぐきのなかも全部掃除してほしいと思うはずです。ところが今月は歯ぐきの表面はダメとか、残りは明日きてくださいという規則です。

赤松　私は、河田先生のところで両方ともしてもらっていましたが。

河田　機械的歯面清掃は無料です。

赤松　いわゆる「赤ひげ」的行為ですか。

河田　いやそれが、「赤ひげ」にもなれないような規則なんです。毎月無料と決め込んだ治療行為については「赤ひげ」になれます。でも、規則通り保険請求して、保険請求できない月を無料にすると、「同じ治療なのに何で今月は高いのか」と言われるでしょう。

赤松　患者の思いを反映した保険規則であるべきだっていうことですね。

河田　国民の健康にとって何が最善かという選択は、国民皆保険制度の下では官にしかできません。たとえば、子どもにも定期的な歯石除去ができるようにすれば、歯の悩みから生涯解放されます。

赤松　でも、子どもはダメでしょう?

河田　ダメですね。一五歳以下の子どもは今も昔もスケーリングが保険規則に適応されていません。子どもには歯周病がないという理由でしょうね。若年性歯周疾患もあるし、歯肉炎もあるのに、歯周病はないということになっています。それこそ「赤ひげ」的行為で、一五歳以下は無料でスケーリングしています。

赤松　いろいろと大変ですね。

河田　実際問題スケーリングには精密な検診効果もあって、虫歯の早期発見・早期治療、さらに虫歯の発生抑制も期待できます。スケーリングの実質的な効果を見直して、未来を背負う子どもにこそ歯のケアができるようにするべきです。厚労省にも言いましたし、以前にご紹介いただいた公明党の議員さんの会合でも訴えました。

赤松　そうでしたね。具体的な提案もされましたか?

河田　今の保険点数を基準にするならば、子どものスケーリングに一〇〇点(三割負担で三〇〇円)だけプラスしてくださいって提案しています。これは非常に重要なことですが、厚労省は理解してくれました。「虫歯と歯周病はコントロール(予防)が可能な病気と認識を改めて、規則を考え直す時期がきたのかもしれない」って。国民の歯の健康、ひいては命にかかわることですから、金額よりサービスを重視した規則になることが優先です。一〇〇点でも報酬がもらえるのなら、どこの歯医者もやるでしょう。そうすれば間違いなく国民の健康が担保されます。

赤松　実現するといいですね。

河田　青山繁晴氏の言葉を借りれば、幸いなことに日本にはどこの省庁にも必ず国士がいます。私もそうだと信じています。「素晴らしい提案だから企画書を提出してください」と言ってくれた財務省の方もいらっしゃいましたが、どうすれば企画書が出せるのかわかりません。厚労省の方々も、国民目線で熊谷崇先生や私の提案を見極めて、是非とも財務省に企画書を提出していただきたいと思います。

赤松　私もこの間、そのことを確かめに厚労省に行ってきました。熊谷崇先生や河田先生のことは高く評価していましたよ。また、高石先生のことも。

河田　ありがとうございます。定期的にケアすれば歯が悪くならないことについては熊谷先生と意見が一致

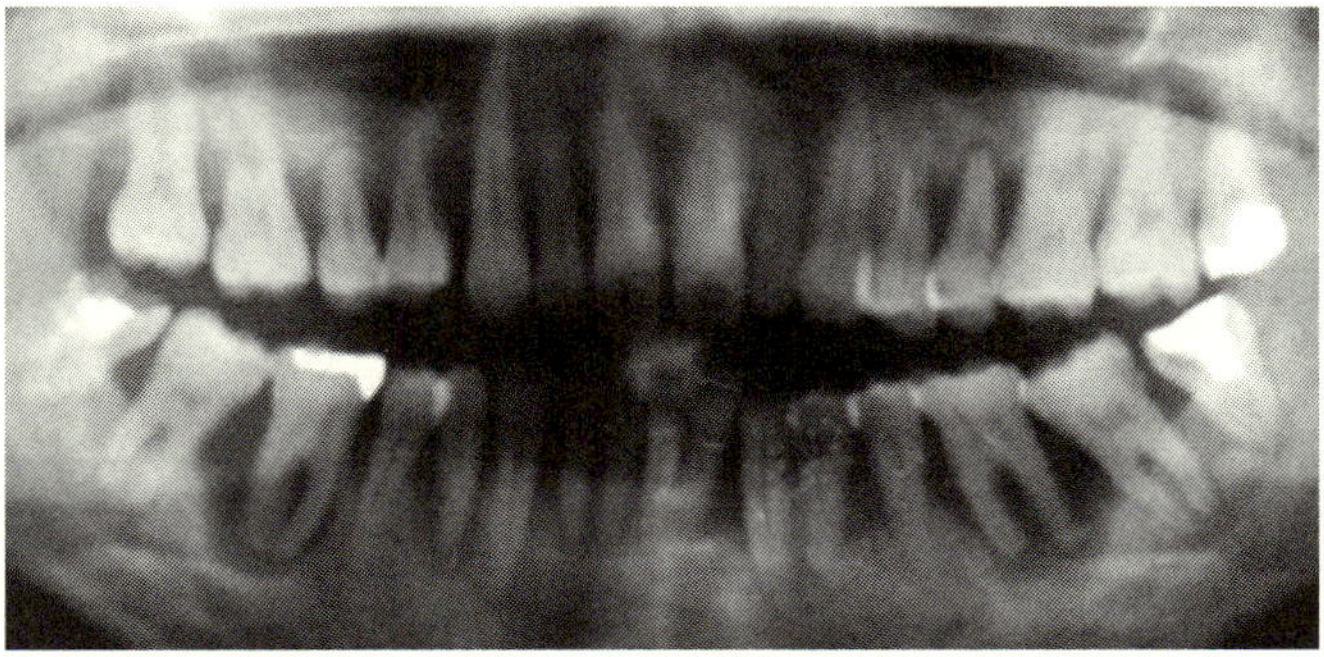

若年性歯周疾患（初診時32歳女性）。若年性歯周疾患は、発症が早いことと進行が速いことから、成人性の歯周病と区別して命名されています。11～13歳くらいで発症し、通常の歯周病に比べると3～4倍の速さで進行します。0.5%（200～300人に1人）程度の発症頻度ですが、30代·40代で末期状態を迎える人が20%もいる現状を考えると、早い時期から対策すべきことです

しています。熊谷先生は、厚労省が望むデータや、町ぐるみで虫歯が激減したという実績をお持ちです。私と違って正統派ですから、ブラッシング指導や生活指導、唾液検査なども積極的にされています。私の実績はスケーリングを頻繁にしたことだけによるもので、最大公約数は定期的なケアです。

赤松　官の分配に無駄があるというご指摘ですね。

河田　健康であること、そして無駄な病気を作らないことが最善の医療費抑制だと思っています。

歯科医学の将来

インプラントをめぐる問題点

赤松　先生のところには全国から患者さんが来られているのですか？

河田　新幹線の駅に近いということもありますが、これは歯科界に横たわる大問題だと思っています。大げさなようですが、東京中の歯科医院にいって納得できるような治療や説明が得られないから、わざわざ新幹線に乗って姫路まで来るということでしょう。喜んでいません。むしろ解決しなくてはいけない社会問題だと思っています。

赤松　そこまで言われますか。

河田　定期的にケアすれば、歯が悪くならないことについては熊谷先生と意見が一致しています。でも、なぜそうなるのかが違います。今の歯学は、医学の常識や定説では考えられない方向に進んでいると思います。その結果、失われた歯槽骨が再生できないだけでなく、根管治療やインプラントの臨床成績が極端に悪いのが現実です。元来、夢の治療であるはずのインプラントですら、ネット上でも賛否両論があるみたいです。NHKでもこの問題が取り上げられています。

赤松 私も、人の体に異物を挿入するというか、植え込むということには抵抗を感じます。

河田 インプラントがなぜ成功するかというと、チタンは金属でありながら、人体に対して極端に異物性が少ないからです。骨に穴を開けたまま、何もしないで放置したらどうなると思います？

赤松 痛そうですね。

河田 異物のない骨の穴は、歯を抜いたときと同じでほとんど痛みもなく、速やかに骨が再生されてきます。反対に、その穴に鉄のインプラントをねじ込んだとしたらどうでしょう。鉄から溶け出す金属イオンは異物性が高いので、激しい拒絶反応と細菌感染を起こし、強烈な痛みとともに急速に周囲の骨を破壊しながら一か月もしないうちにインプラントは抜け落ちてしまうでしょう。

赤松 まさに拷問ですね。

河田 チタンも金属ですから金属イオンは溶け出しますが、生体が異物と認識できないくらい親和性が高く、拒絶反応も軽度で細菌感染は起こりません。ですから、チタン製のインプラントを植えても何事もなかったように骨が再生されてきます。

赤松 過去にはセラミックが使われていたそうですね。

河田 金属イオンの流出がないのでセラミックがよいと思われたときもありました。確かに細菌感染は起こりませんが、骨とガッチリくっつくほどの親和性はなかったみたいです。

赤松　そのチタン製のインプラントのトラブルが増加傾向にあるというのはどういうことですか？

河田　親和性のよさに逆らって、異物性が増すようなインプラントの改悪が進められているからというのが私の見方です。たとえば、骨とより強固な接合を図る目的で、インプラントの表面をザラザラに加工して表面積を広げることが行われています。これは物理工学的には正しいのかもしれませんが、表面積を広くすると金属イオンの流出量も増えます。いかに親和性のよいチタンであっても、金属イオンの流出量が増えれば細胞毒性も強くなり、異物性が高くなります。

赤松　それは問題ですね。

河田　仮に私の理論が正しいとすれば、全国の研究機関で誤った発想の下に、誤った研究が行われていることになります。事実この何十年間、実質的な成果は得られていません。国家予算の無駄遣いです。少なくとも、私が言っていることが正しいかどうかを検証してみる価値はあると思います。

赤松　検証する主体は厚労省でしょうか。

河田　診療上の問題点は厚労省ですが、その大元となる歯科医学の見直しとなると文部科学省じゃないですか。

赤松　文部科学省にもこれからいろいろ注文をつけたいですね。どのあたりから始めましょうか？

河田　まず、私の理論を検証してみる価値があるかどうかを検討してもらうところからでしょうね。そのうえで、医学知識をお持ちの方を交えて、若手歯科医を中心に歯科医学のあり方を議論する委員会の設置を提案します。

「医学部歯学科」の設置を

赤松　「歯科のことは歯科医でやればいい」と言われそうですね。

河田　医学と歯学を分けたのは、明治のころの文部省です。

赤松　どちらも人の健康に深くかかわっているのだから、歯科とそれ以外のものを分けることもないと長く疑問に思っていました。

河田　ガラパゴス現象です。医学から切り離されて独自の進化をとげた歯学に問題があるとすれば、最新の医学知識を借りて検証していく必要があります。

赤松　そもそも口腔医療の進展は期待できますか？

河田　人類の進歩を見ていると、いずれはより真理に近い方向にたどり着くとは思いますが、新たな学問体系を構築するとなれば莫大な時間と労力が必要です。

赤松　歯学を医学の一分野にするためには、歯学教育をどう変えればよいと思いますか？

河田　「医学部歯学科」を作るくらいしないとダメでしょう。六年間同じ医学教育を受けたあと、歯学の研修を積むくらいの人材を育てないと、本当の医科・歯科連携は無理だと思います。国立大学の一部、もしくは一校だけでも、医者と話のできる人材を育てれば、歯学全体が徐々に変わってくると思います。

赤松　そのあたりもぜひ文部科学省の担当に迫っていくよう、公明党や自民党の議員に働きかけていきますよ。

河田　期待しています。道のりは遠いと思いますが、世界に先駆けて日本発の改革であってほしいと願います。

患者はどうあるべきか

赤松　歯科医イコール富裕層と一般的には思われがちですよね。いや、回りくどい言い方をしましたが、私などもしっかりとそう思い込んでいます。これって神話ですか？

河田　アメリカの一〇分の一という料金設定ですから、年収一億円を超える富裕層はいません。普通は年収五〇〇～二〇〇〇万円の小金持ちです。信じられないかもしれませんが、コンビニより多い歯医者ですので、どこも経営は苦しいと思います。

赤松　うーん。だから保険外の高額な治療を勧めて補う必要があるというわけですか。

河田　患者さんからの要望が多い前歯の被せモノやインプラントを保険に入れて安く提供しようっていう声が歯科界から上がってこないでしょ。これって、保険外の治療を温存したいという気持ちの現れです。

赤松　そうですね。私がお付きあいしている姫路市を中心にした歯科医師は、皆さん立派な人格者ばかりです。ただ、目をひろく日本全体に転じると、残念ながら「儲け主義」的な印象を持たせる方々も少なくないようですね。

河田　その通りだと思います。

赤松　残念ですね。歯の健康についての考え方に問題があるのかもしれませんね。治療するほうもされるほうも、その場しのぎ的な対応が当たり前のようになっていて。

河田　それもあると思います。欧米先進諸国では、歯の健康を維持することに従事する歯科医が大いに感謝されています。ところが日本では、時間とコストがかかるような、熟練を要する「ダメな歯を残す治療」といったものはまっとうに理解されない傾向があります。驚くほどの低コストでそのような治療を提供しているのに、感謝されるどころかむしろ恨まれたり、時には妬まれたりしているように感じます。

赤松　それはどういうことですか？

河田　一部の儲け主義一本やりは別にして、大方の歯医者は大学で教わったことを治療の場で保険規則を守りつつ忠実に実践しています。しかし、その結果が患者さんの望むものであればよいのですが、残念ながらそうではないことが非常に多いからでしょう。

赤松　それって大学で受けた教育と、実際の治療現場での保険規則がくい違

日米の治療費の比較（単位：円）

	アメリカ(NY)	日本
一般初診料	1.5〜２万	0.3〜0.5万(約１/３)
入院(一般)	７万〜	1.5万(約１/５)
出産費用	〜150万	30〜35万(約１/５)
盲腸炎	〜240万	30〜35万(約１/８)
抜歯１本	６〜７万	0.７万(約１/10)

っているというご意見でしょうか。

河田　そうです。だから文科省と厚労省に教育のあり方と保険規則を考え直してほしいという要望を出しているわけですが、なかなか理解されません。

患者側の意識改革も必要

河田　さらに言えば、患者さんが望む結果というものにも問題があります。歯の神経をとって被せモノをしたら、それで歯は二度と痛まずに生涯使えるようになったと考える方もいるんですね。そのように治してくれるのが歯科医だという思い込みがあるのではないでしょうか。

赤松　違うんですか。一生涯かどうかは別として、一度神経をとったら半永久的に痛まないものと私も思い込んでいました。

河田　歯科医のことは信用もしていないし尊敬もしていないのに、ありもしない過剰な期待をするから裏切られてばかりということになります。その結果、できるだけ歯医者にいかないで歯を守ろうとして、ますます悪くなるという悪循環です。

赤松　また過激なことを（笑）。歯医者には痛くなったらいけばいいという考えについてはどのように思われますか？

河田　痛くなってしまってからの治療がどのような悲惨な結果をもたらすか、歯科医はもっとわかりやすく提示すべきだと思います。治療した歯医者を恨みながら何本もの歯を失っているというのは、まったく日本人は懲りない民族ですね。

赤松 懲りない民族ですか。こういうことって日本だけですか？

河田 少なくとも先進国では日本が治療歯数の多さはトップです。保険制度の有無と訴訟のあり方が、歯の健康や存続を左右しています。公的保険のないアメリカだと、歯の神経をとって被せると二〇万円ほどかかります。日本は三割負担で、一万円ほどで済みますからね。

赤松 そんなに違いますか。でも、応急措置にせよそんなに安く済むってありがたいなあ。あ、これが懲りてない証拠か。

河田 アメリカなんかでは、「今回の治療は二〇万円です」と言われた時点で、痛くなるまで放置していた自分のことを後悔すると思いますよ。そして患者さんとしては二度と同じ過ちを繰り返さないための行動をとるでしょうね。

赤松 日本では痛みがひけばもう歯のことなど忘れる人がほとんどでしょう。私も若いころはそうでしたよ。

河田 的確な治療であれば痛みはひきます。痛みがひかなかったときこそ考え直す絶好の機会です。歯医者は痛くならないといっちゃいけないところと、今でも大勢の人が思っています。これは、政府広報か何かで呼びかければすぐに変わるでしょう。

赤松 予防を勧めるキャンペーンのようなものをやれっていうわけですね。

河田　アメリカの民間保険では、年二回の検診が義務付けられています。医療費が抑制されて健康が担保されるという実績に裏づけされているわけですから、日本でも参考にしてほしいと思います。さらに、年に複数回検診が受けられる保険が飛ぶように売れているとも聞いています。

赤松　そんなにアメリカっていい国かなあ。お金持ち優遇では？　他の先進国はどうですか？

河田　ヨーロッパでは、「ダメな歯を残す治療」は保険診療では制限されているようです。そのかわり、北欧なんかでは歯を残す予防処置を積極的に取り入れています。

赤松　でも、歯が痛くて歯医者にいってるのに、歯の磨き方から教えられるということに抵抗を感じる人が多いのではないですかね。そんな基本的なことはいいから、早く痛みをとってくれって。

河田　ブラッシング至上主義からの脱却は必要だと思います。痛みをとるための診断能力や治療方法にも問題があります。これは歯科医側の問題ですが、患者の「痛くなったから歯医者へいく」という姿勢にも問題があることに気づいてほしいですね。

赤松　そういわれても現実はね。背に腹はかえられないというか、歯にまさる痛みなしですよ。

歯科医は医療全体にも貢献できる

河田　二〇一一年のことになりますが、台湾で循環器の先生が大規模な調査をした結果、歯石を取ったか取らなかったかによって、心筋梗塞、脳卒中、心血管イベントの発生頻度が明らかに違ったという発表がありました（※）。娘が循環器の医者ですから、そのことをすぐに教えてくれました。「よかったね、お父さんの後押しになるね」って。医者にはブラッシングの良し悪しや清掃状態の良し悪しはわかりませんが、明らかなのはこのようにはっきりとした差があることだけです。しかも、歯石を取った頻度にも比例するということです。

赤松　そこまではっきりしているのですか。繰り返しになりますが、かたくなに歯石を取らないのは保険制度のあり方が問題というご指摘ですね。

河田　ブラッシングの効果も限界も十分わかっていると思います。そのうえで患者さんの気持ちを汲んで、歯と全身の健康を効果的に得られる制度を構築すべき時がきたのです。

赤松　予防治療に効果的な手立てが講じられていないことが改めてよくわかりました。

河田　日本の歯の文化をふまえて効率のよい予防にもっと取り組めば、日本の歯科医はもっと感謝される存在になると思いますね。

赤松　スケーリングをもっと行えば、虫歯も歯周病も防げるということになりますね。

河田　私の話した若い先生方は皆、スケーリングをしたがっています。した方が、患者さんのためになることも知っています。なのに、スケーリングをしないのは保険規則にないからです。

赤松　本来、国民の健康を守るのが国民皆保険制度のはずです。

河田　日本の保険って、世界一のものでしょう。絶対壊してはいけない、世界に誇る保険制度です。その世界に誇る保険制度を維持するためにも、国民の健康を犠牲にしてしまっている現状を変えなきゃいけない。わずか一〇〇点で変わりますよ。

赤松　変わりますか？

河田　結果として医療費全体も減るでしょうね。歯の神経をとる治療が減り、歯周病で歯を失う人が減るわけですから、入れ歯や被せモノも格段に減少します。長い目で見ると、歯周病が減少するということは、歯周病と相関関係にある糖尿病・肺炎・循環器リスクなどの全身疾患の大幅な減少につながるでしょう。

赤松　増え続ける医療費に歯止めがかかるということですね。

河田　一時的には増えますが、将来は間違いなく減ります。どれほど多くの人が糖尿病で苦しんでいらっしゃるか。肺炎でどれほど多くの命が失われているか。心筋梗塞や脳卒中にどれだけの医療費がかかっているか。このまま放置していたらどれだけのコストがかかっていくのかを考えたら、迷っている場合じゃないと思いますよ。健康が担保され、制度が維持できて、歯医者も喜ぶ提案です。お医者さんも喜んでくれると思います。

赤松　歯医者さんたちからは反発があるでしょうね。虫歯や歯周病がなくなってしまうわけですから。

河田　既得権の圧力という問題ですね。でも、冷静に考えればわかってくれると思います。悪くなった歯を治す時代から、悪くなるに決まっている歯を守ることで報酬が得られる時代になります。それで十分経営は成り立ちます。

赤松　先生のところは未来の理想的な姿を今に現じておられるというわけですか。

河田　それはよく言われます、理想的な歯科医院の未来型だって。

赤松　この対談を通じて、歯科医の世界での先生の異端ぶりがよくわかりました。そこまで言っていいんかいというセリフが幾度となく出かかって。私はもうこれでほかの歯科医にはかかれなくなってしまいましたね。いったいどうしてくれるんですかって言いたいですよ（笑）。

河田　私の考えや思いが伝わったということですね。赤松先生にそのように感じていただけたということは、これから先の歯科医療に明るい兆しが感じられてきました。

※ The association of tooth scaling and decreased cardiovascular disease(Zu-Yui Chen, *American Journal of Medicine*, 2012, 125: 568-575).
一〇万人を対象に七年間追跡した結果、心筋梗塞、脳卒中、心血管イベントの発生頻度は、いずれもスケーリングを行った群で有意に低い結果であった。一年に一回以上スケーリングを行った群は、心筋梗塞のリスクが二四％低く、脳卒中のリスクが一三％低い。以上のデータから、「毎日の歯磨きに加えて定期的に歯石除去を行うことにより、口腔内の衛生が保たれ、将来の心血管イベントのリスクが低下することが裏付けられた」と結論した。

コラム 「歯《ハ》ッ」とした瞬間①

日本歯周病学会専門医 河田 克之

気が付けば還暦を過ぎ

今ここに生きている私の生き方・考え方、そして周りの境遇も含め、そのすべてが過去の自分が生きてきた行動と選択の結果です。自由な選択の許される日本に生まれ育った一人として、良きにつけ、悪しきにつけ、そのすべてが己の責任。自由の裏返しは自己責任です。

記憶をさかのぼれば、三歳のころにたどり着きます。大学の人事で赴任先の病院から大学に戻ってきた父と一緒に、祖父の経営する病院の一角で暮らすことになりました。異常なほど物々しくイカツイ滅菌器など置いてあって、ばい菌は人類の敵といわんばかりの祖父の診療室が遊び場。遊び相手は住み込みの看護婦

（師）さんでした。正月も過ぎて一〇日もすると、看護婦さんたちがカビの生えた餅を掃除しながら、「ペニシリンの素だからちょっとくらいはいいか」と言って、少しカビのついた餅を私に焼いてくれます。幼い私にとって目に見えないばい菌は、怖いエイリアンのような存在であったと同時に、異常なほどの興味の対象だったと記憶しています。当時、ペニシリンはあらゆる感染症を治す特効薬。生意気にもペニシリンの製造方法や病気に効くメカニズムなどを、父や祖父にしつこいほど聞きまわっていたようです。

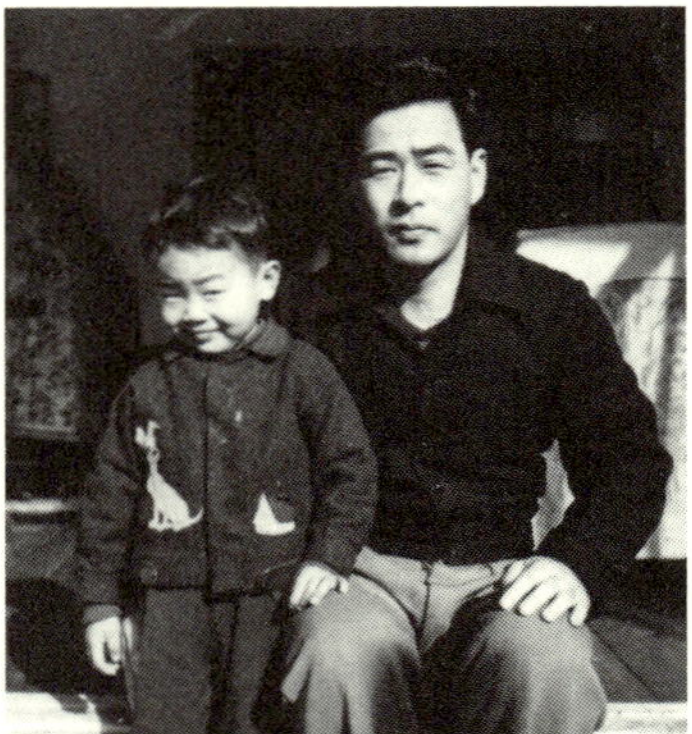
3歳のころ。右が父親

そんな病院のにおいが染みついた私にとって、最大の疑問と不満は、ケガをしても赤チンを塗ってもらえないことでした。赤チンは水銀製剤で、人体には毒だから使わないほうがよいというのが祖父の持論です。当時の子どもにとって、赤チンはケガの勲章みたいなもの。転んでケガをすると、必ず赤チンを塗って消毒というのが当時の一般常識であり、塗った面積が大きいほど自慢の対象になります。「おまけにここにも塗ってあげるね」と看護婦さんに言われると、子どもは大喜びしたものです。

「じゃあ、ケガをしたらどうしたらいいの？」と祖父に聞くと、

「水道の水でよく洗いなさい」

「水道がなかったら？」

「川の水ででも洗いなさい」とこんな会話だったと思います。

「歯《ハ》ぁ？」、水道の水はきれいかもしれませんが、川の水はばい菌だらけというのが当時の認識です。ばい菌だらけの川の水で洗えば、ますますばい菌が入って悪いように思います。結論は、傷口に残った諸々の汚れが細菌感染の原因だと教え込まれるわけですが、このやり取りが私の生涯にもたらした影響というのは計り知れ

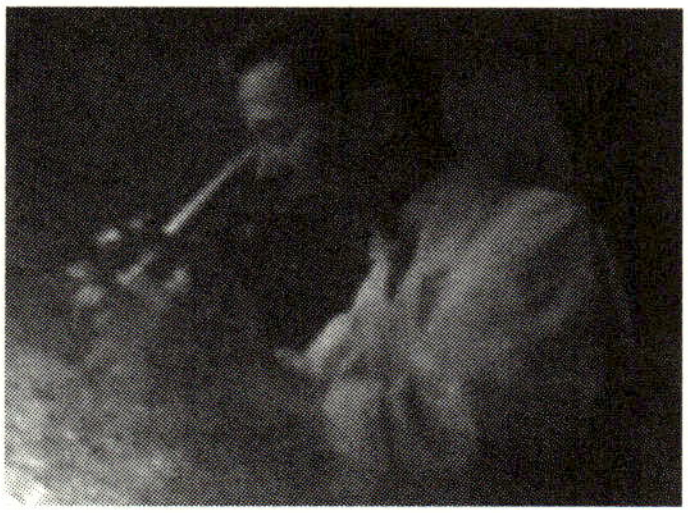

顕微鏡を覗く、祖父河田豊

ないものがあるように思います。

人との出会い

その後、産婦人科医である父の開業を機に、兵庫県の姫路市に移り住むようになるわけですが、置かれた環境もまた、さまざまな影響をもたらすことになります。時が流れて中学生になると、市内にある中高一貫の淳心学院という私立校に通うようになりました。世界文化遺産「姫路城」の中堀のなかにある、カトリック系の美しい学校です。

各小学校の選抜ということもあって周りはみんな優秀な生徒ばかりで、知らない人のなかにポツンと投げ込まれたようなものです。そんな五月か六月、「青山君が県知事賞を受賞しました」と担任の先生から知らされました。作文で県知事賞。「歯《ハ》?!」、みんなの視線が青山君に注がれます。祖国の未来を左右するかもしれない注目の言論人、青山繁晴氏の若き日の姿が目に焼き付いた瞬間でした。青山氏とは中高を通してサイクリング、フォークグループやクラブ活動など常に行動を伴にし、その後の生き方を大きく決定づけられたことは間違いないことです。

その青山氏とのつながりを導いてくれたのは、淳心時代の恩師だったことも忘れられません。京都大学医学部入学、文学部卒業という変わった経歴を持つ現代国語の教師、松尾稔先生の授業は、他界されたあと今なお語り継がれています。教科書に出てくる小説や随筆、その作家の内面や裏事情を合間に興味深く盛り込んで授業を進めていきます。小説家になるのは無理だとしても、小説家の裏事情を知りうる友人であることは私にもできそうです。幸いにも将来の小説家と誰もが信じた文学少年、青山繁晴氏が隣にいます。

大学に進み、青山氏との交流は薄れていましたが、事あるごとの転機に必ず青山氏の姿があります。世のために河田理論を公表したいという願いを、一献をかたむけながら快く聞いてくれた青山夫妻。多忙な時間を割いて『青山繁晴、反逆の名医と「日本の歯」を問う』という対談本の形でこたえてくれたのはつい先年のことです。祖国のためという価値観が一致したからでしょう。人との出会い、交流、そこから発せられた言葉や助言が、私たちの生き方を大きく変えることは決して稀なことではないと思います。

コラム②へ続く

第二部　質疑応答編

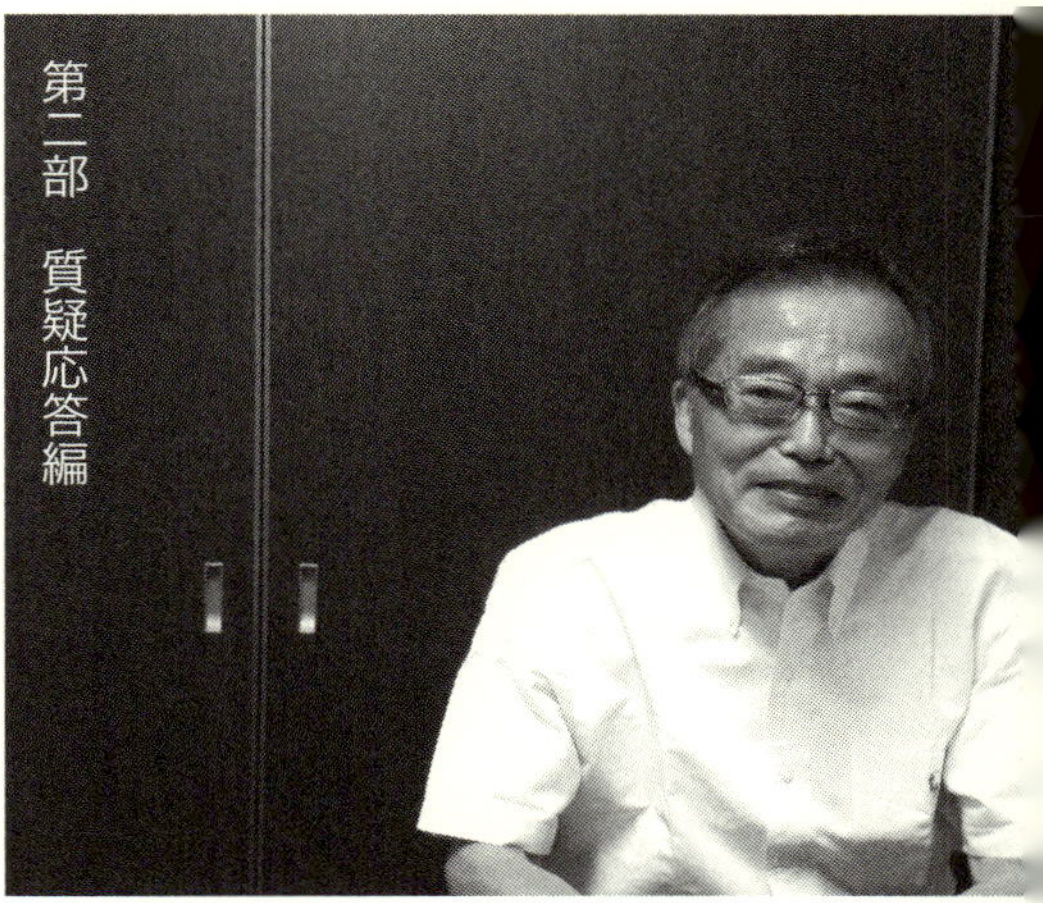

歯科医療の現状と、歯医者も知らない歯の真実

第二部では歯にまつわるあれこれを、赤松正雄氏が一人の患者としての立場から河田克之氏にうかがいます。

歯をくいしばって訊く教養的な話

Q1

歯をめぐっては様々な言い伝えや言い回し、また病名にも色々あるようです。私はそんななかで、「明眸皓歯《めいぼうこうし》」が好きですが、先生は何がお好きですか？

「明眸皓歯」、美しく澄んだ目もとと、白く美しい歯並び。伝説の美女楊貴妃を連想させる美しい言葉の響きです。好きな言葉の一つですが、歯科医として、私の最も愛する言葉は「歯槽膿漏」です。反対に、最も嫌う言葉は「歯周病」です（※）。

歯周病は、歯を支える周囲の歯槽骨（アゴの骨）が破壊され、最終的に私たちの大切な歯が抜け落ちてしまう怖い病気です。歯周病は歯槽骨が破壊される病気であるにもかかわらず、「歯ぐきの病気」として定義されています。歯槽骨の破壊は、歯ぐきの炎症（歯肉炎）が歯槽骨に波及したものとされています。歯ぐきの病気というイメージを定着させた歯周病（歯槽膿漏とほぼ同義語）という言葉と定義の下に、人類がどれほどの歯を失い、場合によってはどれほどの命を失っているか。歯槽骨の病気であることをイメージさせる歯槽膿漏という言葉を捨てたときから、この病気に対する意識が軽薄となり、病気の本質を見失ってしまったように思います。

つまり、プラーク（歯ぐき表面の汚れ）により歯肉炎（歯ぐきの炎症）が起こり、その炎症が歯槽骨まで到達すると歯周炎（歯槽膿漏と同義語）になるという定義です。歯肉炎と歯周炎は同じ原因（プラーク）から発症するという（誤った？）認識から、合わせて歯周病と命名されています。プラークが歯肉炎の原因であることは間違いないでしょう。その歯肉炎をコントロールする有効な手段として歯磨きが提唱され、ブラッシング指導を中心とした治療が続けられています。

長年の臨床経験から、いくらブラッシングを徹底しても歯槽骨の破壊は止まらないことがわかっています。病理的な検証の結果、歯ぐきにまったく炎症がない人でも、八〇歳になるころには約五ミリメートルの歯槽骨が破壊されていることもわかっています。それだけでも歯槽骨の破壊は歯肉炎が波及した

歯周病の歯

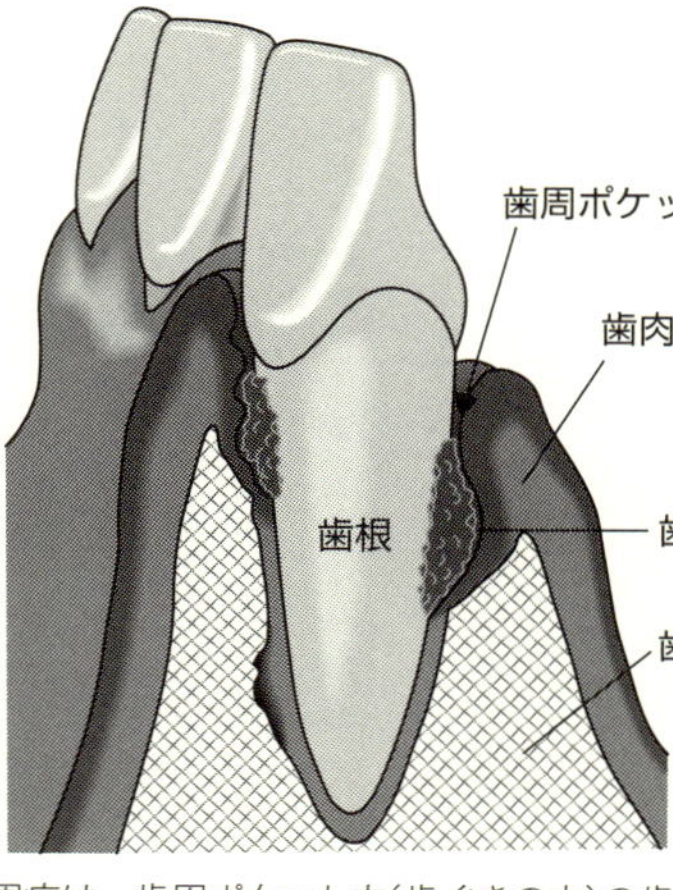

歯周病は、歯周ポケット内(歯ぐきの中)の歯石をはじめとした諸々の汚れによる、歯槽骨(歯を支える周囲の骨)と歯ぐきの慢性感染性炎症疾患です

歯周病は歯槽骨が破壊され、最終的に歯が抜け落ちる病気です

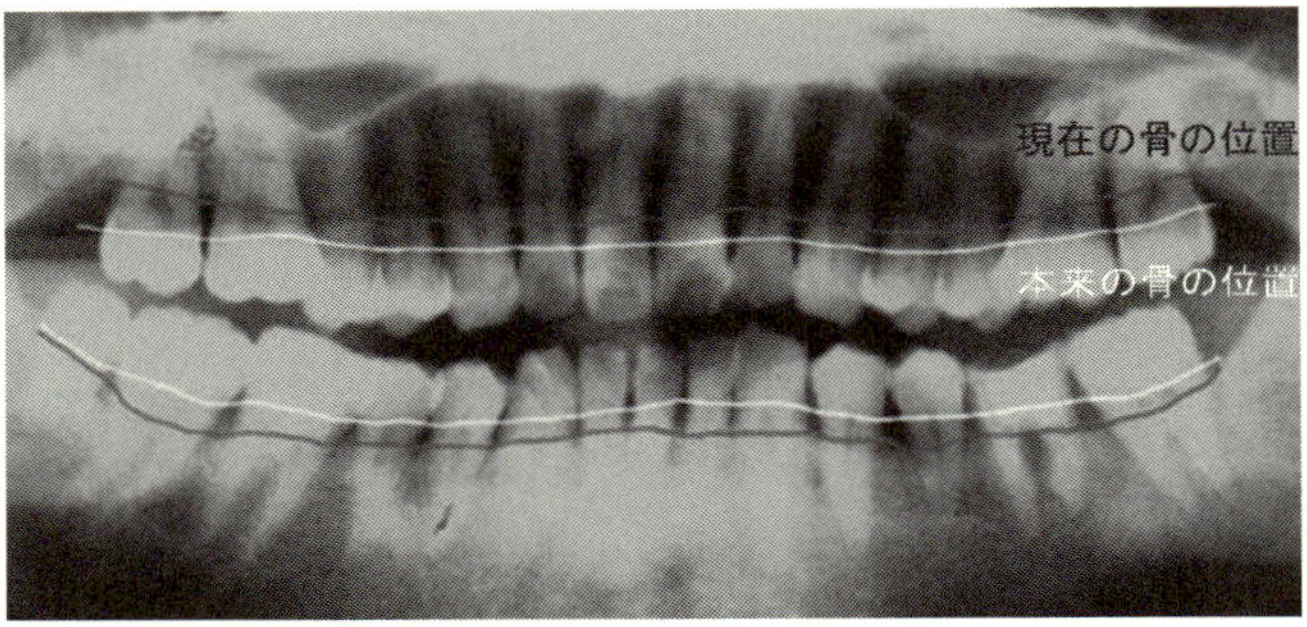

初診時の45歳男性

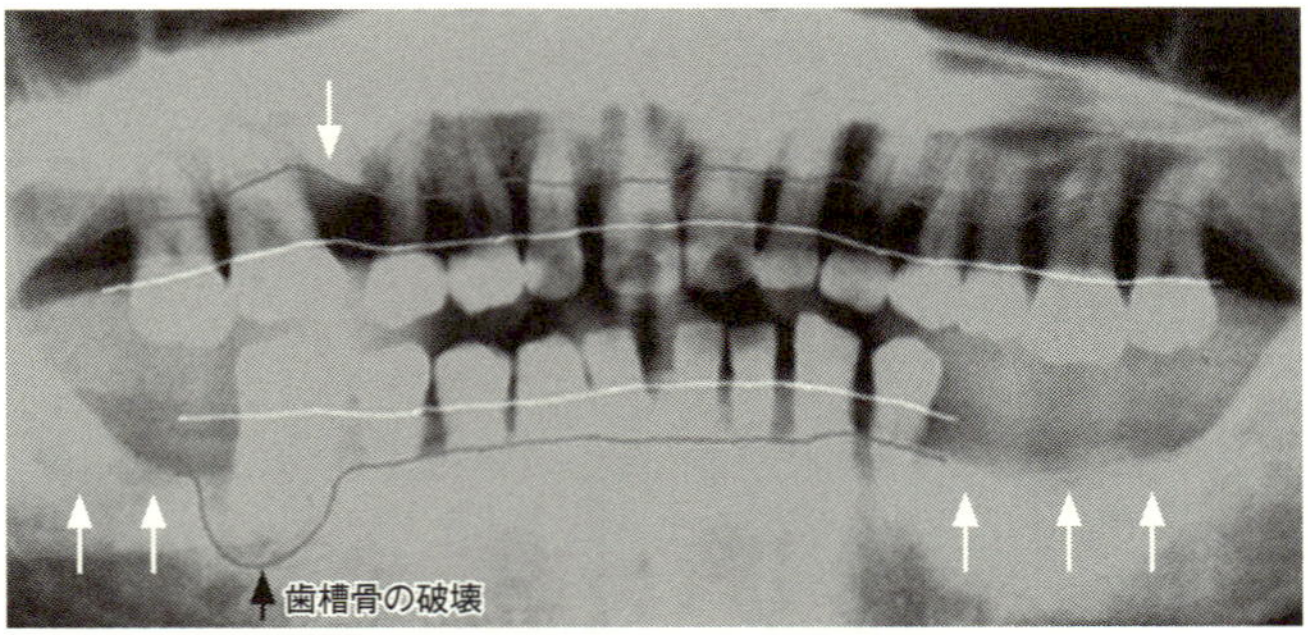

10年後55歳。50歳を過ぎたころから、次々と歯が抜け落ちていきます（↑）

ものではないという証明になると思いますが、歯ぐきに炎症がないのに破壊された歯槽骨は「歳のせい」、つまり加齢現象だとされています。

一方、三十余年の臨床から、歯石(歯周ポケット内の歯肉縁下歯石をはじめとした諸々の汚れ)を取り続けることにより、歯槽骨の破壊を止めることができることが実証されました。つまり、人類から大切な歯を奪い去る恐ろしい病気、歯周炎(歯槽膿漏)の原因は歯石ということです。歯肉炎は歯ぐき表面の汚れによって起こる病気。歯周炎(歯槽膿漏)は、歯周ポケット内の歯石を原因として起こり、歯ぐきの炎症をともなって歯槽骨を破壊する病気です。歯周炎(歯槽膿漏)は歯肉炎が波及したものではなく、異なる原因によって起こる異なった病気です。異なる原因によって発症する歯ぐきの病気(歯肉炎)と歯槽骨の病気(歯周炎)をまとめた歯周病という病名は、病気の本質を見失わせて正しい治療方針を否定することにつながり、誤った治療方針を導き出す助けとなってしまったのです。

歯周病の怖さは、歯を失うことであり、歯を失う原因は歯槽骨の破壊です。本来、歯槽骨の病気であるはずの歯周病が、歯ぐきの病気と誤解されています。その誤解を生んだ歯周病という言葉を恨み、本来の病態を正しく表現した歯槽膿漏という言葉を大切にしたいと思っています。

本書でも、一般化した歯周病という表現を使っていますが、意味するところは歯槽膿漏です。

※昭和三十三年(一九五八年)より昭和四十二年(一九六七年)までは「日本歯槽膿漏学会」という名称でしたが、昭和四十三年より「日本歯周病学会」と改名されました。

Q2 白い歯は何よりも好感度が高いと思います。ところが昔は「お歯黒」と称して歯を黒く染める習慣があったやに聞きます。これって、歯の健康によい効果があったのでしょうか？

お歯黒は日本では古代から存在したとされ、古墳に埋葬されていた人骨や埴輪にもお歯黒の跡が見られます。お歯黒の起源はわかっていませんが、初期には草木や果実で染める習慣があり、のちに鉄を使う方法が大陸から伝わったとされています。歯を目立たなくし、顔つきを柔和に見せる美容という側面と、同時に歯の健康維持のために欠かせないたしなみであったとされています。お墓から掘り起こされた「お歯黒」には虫歯がほとんどなく、虫歯があったとしても進行していなかったそうです。

美容という側面からは現代人には理解しがたい奇異な風習ですが、一〇〇〇年を超えて支持され続けた健康維持に貢献した実績は見逃すことのできない歴史的な事実です。虫歯の進行を抑え、知覚過敏や歯周病の進行をも抑制した事実を医学的にどのように分析し、低迷した歯科医療に活かしていくかが今後の大きな課題です。

お歯黒をきちんとつけるには、歯に付いた汚れ（プラーク）を取り除かなくてはなりません。一本一本の歯を丁寧に清掃するという効果に加えて、お歯黒に含まれるタンニン（柿の渋）とミネラルが、虫歯や歯周病の予防に効果があったことがわかっています。ミネラルが歯の表面を覆うエナメル質を強化したであろうことはさておいて、たんぱく質を凝固させる作用をもつタンニンと大量のミネラル供給が、どのようなメカニズムで虫歯や歯周病の予防に効果があったのでしょうか。

現在、虫歯や知覚過敏の抑制剤として使われているフッ化ジアミン銀（ビーブランド・メディコーデンタル）は、お歯黒を起源として作られています。フッ化ジアミン銀は、歯のたんぱく質を多く含む象牙質部分に塗布して虫歯（象牙質う蝕）や知覚過敏を抑制します。象牙質中のたんぱく質が、虫歯（象牙質う蝕）や知覚過敏、さらには歯周病の進行に大きくかかわっていることは間違いのない事実です。たんぱく質を凝固させる作用と大量のミネラル供給は、象牙質の再石灰化を促して、たんぱく質含有量の少ない硬い硬化象牙質を作ります。硬化象牙質を、より速やかに効果的に作ることができれば、虫歯や知覚過敏、そして歯周病の進行を抑制することが可能です。さらにそのメカニズムを解明することが、失われた歯槽骨再生につながるものと期待しています。

Q3 肉体は滅ぶと白骨化します。ところが、歯は比較的長くそのまま残るといいます。犯罪の起こった際に身元調査に歯型が決め手になることもあるとか。歯の持ち加減はどんなものでしょうか?

土中に埋もれると、腐敗菌の働きによって腐りやすい肉体は早く滅びてしまいます。骨や歯は、含まれるたんぱく質が少ないために腐敗菌の作用を受けにくく、白骨化して比較的長く留まります。残された歯の位置や数、さらに治療の痕跡は肉体が滅びても不変です。治療を担当した歯科医であれば、残された歯を見て患者に思い当たることがあります。幸いにも全国の歯科医院にあるレントゲンやカルテには、生前の口腔内状況が克明に残されています。東日本大震災のような大規模な災害時にもそれらの資料が身元確認に役立ったと聞いています。

しかし、いずれはさらに硬いエナメル質ともども滅びていくでしょう。ただし、通常の環境ではいずれ滅びていく歯も、条件によっては化石として長く、場合によっては永遠に残ることもあります。ところで、恐竜など化石になった歯の象牙質は、エナメル質と同程度に石灰化しています。本来、エナメル質のほうが象牙質よりも石灰化がよいはずです。ところが、長い間土中に埋没している間に、象牙質中のたんぱく質が分解されて炭素（C）となり、周囲に存在するCa、P、OHを取り込んで石灰化を更新していきます。象牙質の結晶も、通常の大きさからエナメル質とほぼ同じ大きさまで発育増大します。その結果、化石となった歯の象牙質はエナメル質の石灰化度とほとんど差がなくなり、X線による透過度もほとんど同じ程度となって出土してきます。

「月のお下がり」と命名されたロマンティックな化石があります。巻き貝の殻の部分は存在せず、中身の軟体部分だけがメノウやオパールに置換された美しい化石です。貝殻とか、骨、キチン質などは分解されにくく、化石になりやすいことは理解できます。一方で、たんぱく質部分が化石になるのはどうしても理解し難いものがあります。

元来、炭素（C）にはあらゆるものを吸着する性質があります。たんぱく質の構成成分である炭素が一定条件の下で保存され、周囲にある元素を取り

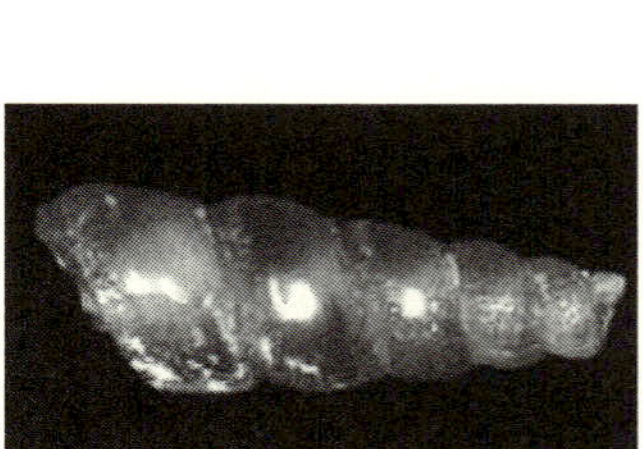

月のお下がり

込み土中に保存されたものが「月のお下がり」です。したがって、周囲の土壌に含まれる成分によって、メノウやオパール、時として黄銅鉱やウラン鉱であったりすることもあります。

この月のお下がりや恐竜の象牙質がエナメル質同様の硬さに変化する原理を応用して、無生物的に象牙質を強化できれば、より有効に虫歯や歯周病の進行を抑制することができます。さらには現在では不可能とされている、歯周病によって破壊された歯槽骨を再生することも可能だと考えています。

せめて、肉体が滅びるまで、歯が先に滅びることのないようにしたいものです。

Q4

昔は塩で歯を磨いたこともありました。歯の敵である甘いものの代表砂糖に対し、塩は歯の強〜い味方ってことでしょうか？　それと、腹八分目まで食べることと、よく噛むことが健康によいとよく言われます。両方とも言うは易く、行うは難しいことです。噛むことは消化だけでなく歯自身にもよい効果があるのでしょうか？

日本では古来、塩で歯を磨いていました。昔の人は生涯にわたって歯で悩まされることが少なかったであろうことから、現在でも「塩で磨くといい」という伝説みたいなものが一部で信じられています。その背景には、現在の歯磨き剤を使って歯磨きをしても、生涯歯を守り通せないという現実があるからでしょう。ただしここで「生涯」といっても、今と昔ではその長さがまったく違います。昔のように人生五〇年、長くても六〇年程度であるならば、ほとんどの人は歯にそれほど悩むことなく生涯を送ることができます。

よく噛むと、唾液がたくさん出ます。唾液は消化を助け、食べすぎを防ぎ、肥満を防止してくれます。また、胃腸の働きを活発にします。さらに、唾液に含まれるペルオキシダーゼという酵素は食品の発がん性を抑えるので、がんの予防につながるとも言われています。加えて、口の周りの筋肉をよく使うことで、アゴの発達を助け、脳に流れる血液の量が増えるので、子どもは脳が発達し、大人は物忘れを予防することができます。さらに唾液は、口腔内のpHを一定に保つだけでなく、歯に付着したプラークや食物の残りなどを洗い流す役目も果たしてくれます。また、唾液に含まれるミネラルは象牙質の石灰化を促進し、虫歯や歯周病の進行を抑制する効果もあると考えられます。

よく噛むことが歯と健康によいことは確かですが、今や人生八〇年の時代です。八〇年以上生きることを前提に考えれば、多少歯のいい人であっても必ず歯を失う恐怖を味わうことになります。噛むことの大切さを強調することも重要ですが、よく噛むことのできる歯を失うと、ありとあらゆる不都合が生じることも知っておく必要があります。中高年以上の方々が直面している歯にまつわるすべての不都合は無論のこと、糖尿病をはじめとして、死に直結する肺炎や循環器障害にも関連するなど、健康な歯を失うことによる損失がどれほど大きいかを刻み込んでください。そのうえで、よく噛める健康な歯を維持するために、どうすればよいかも提示すべきです。

昔においても、長く生きた人が歯周病で悩まされていたことは、歴史学・考古学の研究から多く報告されています。おそらく塩で歯を磨いた人たちも、歳をとれば歯周病で悩んでいたことでしょう。よく噛むことに加えて、歯磨きや歯磨き剤も有効な歯のケアですが、八〇年以上健康な歯を維持するためには時代に即したケア方法が必要です。定期的な検診と、歯石を取り続けることがどのような結果をもたらすのかを具体的に提示し、その習慣を社会全体で根付かせることが重要です。

Q5

歯の痛みを感じるとき、対症療法だとわかってはいるものの、薬を患部に付けたり飲み薬を飲むことで痛みを回避したいとしばしば思います。街の薬局には歯槽膿漏用の歯ぐきへの塗り薬も市販されています。こうした薬は、歯磨きとはまた別の意味で、普通の患者にとっては得難いものに思えます。これらが役に立たないと言われるであろうことは予測できますが、薬学の世界の進展を考えると、歯槽膿漏をある程度コントロールできる時代はこないものでしょうか？

エナメル質崩壊のメカニズムはわかっていますが、虫歯のご本尊ともいえる象牙質う蝕のメカニズムは、わかっていないばかりか議論の対象にすらなっていません。歯周病の進行に歯周病菌と呼ばれる常在菌がかかわっていることはわかっていますが、その異常な増殖をもたらすメカニズムもわかっていません。そんな状況ですので、現在市販されている薬剤や歯磨き剤は一時しのぎのものばかりです。そんなものに頼ってないで、早く歯医者にいって少しでも効果的な治療を受けるべきというのが私の見解です。誤った理論に基づいて作られた薬剤や歯磨き剤ですから、根本的な解決になっていないと考えています。

私の理論に基づくと、虫歯と知覚過敏は、変性もしくは腐敗によって異物となった象牙質中のたんぱく質と接した歯髄の炎症反応です。ですから、たんぱく質を凝固させる作用をもつタンニンのようなものと、フッ素をはじめとしたミネラルを大量に含む薬剤が基本です。変性もしくは腐敗した象牙質中のたんぱく質を凝固させ、異物性のない硬化象牙質に置き換えます。そのうえで、虫歯の場合ですと歯髄の炎症を抑える鎮痛効果をもつ薬剤を加えたものであれば、虫歯の進行を抑制して抜髄を免れる可能性が非常に高いと思います。一方で知覚過敏の場合、歯石を溶かすような成分を加えて露出した根面や歯周ポケット内に塗れば、歯周病のコントロールのみならず、破壊された歯槽骨の再生すら夢ではないと考えています。「お歯黒」が、虫歯（象牙質う蝕）と歯周病（歯槽骨破壊）の進行抑制に効果的であったことは実証されているわけですから、象牙質を黒く変色させない成分で安全性を考慮して開発すれば、画期的な薬剤や歯磨き剤が登場してくる可能性はあると思います。

ただ、可能性はあると思いますが、現状での実現は非常に厳しいと考えています。歯科医学が多くの矛盾に直面し、効果的な治療方法が確立されていないにもかかわらず、根本的な見直し議論は行われていません。加えて、薬事法の存在と、前例にこだわる関係省庁の体質が大きな障壁となっています。安全性は重要ですが、根拠があいまいな厳しい承認基準のなかでしか新商品の開発が許されていません。

たとえば薬用歯磨き剤のフッ素は一〇〇〇 ppm 以下（アメリカは一五〇〇 ppm）というような基準があります。それらの基準のなかでいくら頑張っても、効果的な商品は開発できないという諦めが蔓延しています。企業のほうも、画期的な商品が開発できないなかでいかに消費者の心をつかむ工夫をこらすかが勝負という姿勢を取らざるを得ません。現行の許認可制度が企業の開発意欲を奪い取っていることは紛れもない事実です。研究開発する企業に対して、もっと国民目線の柔軟な承認基準が望まれます。

Q6 子どものころに歯が抜けると、「下の歯は上に、上の歯は下に投げるといい」と親から言われ、実際にやったものです。最近の子どもの歯はいかがでしょうか?

日本を含めアジアでは、上の歯は縁の下に、下の歯は屋根へ投げるという習慣があります。これは、新しい歯は古い歯がある方向に伸びるという迷信があるからです。わが子の健やかな成長を願う、心温まる習慣だと思います。

その願いが通じてか、最近の子どもたちの虫歯は激減しています。文部科学省の二〇一四年度学校保健統計調査でも、中学一年生の虫歯本数は一人平均一本で、三〇年前の約五分の一になったことが発表されました。「子どもがきても治療する歯がない」と、街の歯医者がなげくほどです。

この事実は非常に重要なことで、何がこの現実をもたらしているのかを正しく分析し、より効率のよい方法を模索していく必要があります。これは砂糖の消費量に比例していないことだけは確かです。フッ素の応用やキシリトールの普及がもたらしたものという分析が主流ですが、これらはそれほど広く普及しているでしょうか。文部科学省は、「歯磨き指導の成果で、早期治療や予防の意識が高まった」と分析しているようですが、私は「自らの歯で悩む親たちの、わが子への愛情からくる行動が願いを叶えた」と分析しています。

「悪い歯があったら治しておいてください」。学校検診が行われる前の春休みは、どこも歯医者は子どもたちでいっぱいです。学校検診で「虫歯です」と言われるのは嫌だという親の思いがとらせた行動でしょう。経済的に余裕のなかったひと昔前であれば、学校検診で虫歯を指摘されても、痛みがなければ歯医者にいくことは少なかったと思います。国の無料制度や優遇制度もあって、今は学校検診前や夏休み・冬休みは、子どもの検診で歯科医院は大忙しです。

ところが中学生にもなれば、クラブ活動や受験・塾に追われて、せっかく根付いた検診の習慣が途絶え、二〇歳を超えるころには昔同様、口の中は銀の詰め物や被せ物でいっぱいになります。中学・高校のころはきれいな永久歯が生えたばかりですので、重篤な歯周病もなく、痛みを訴えるような虫歯が少ないのは当たり前です。しかし、その裏で歯周病や深

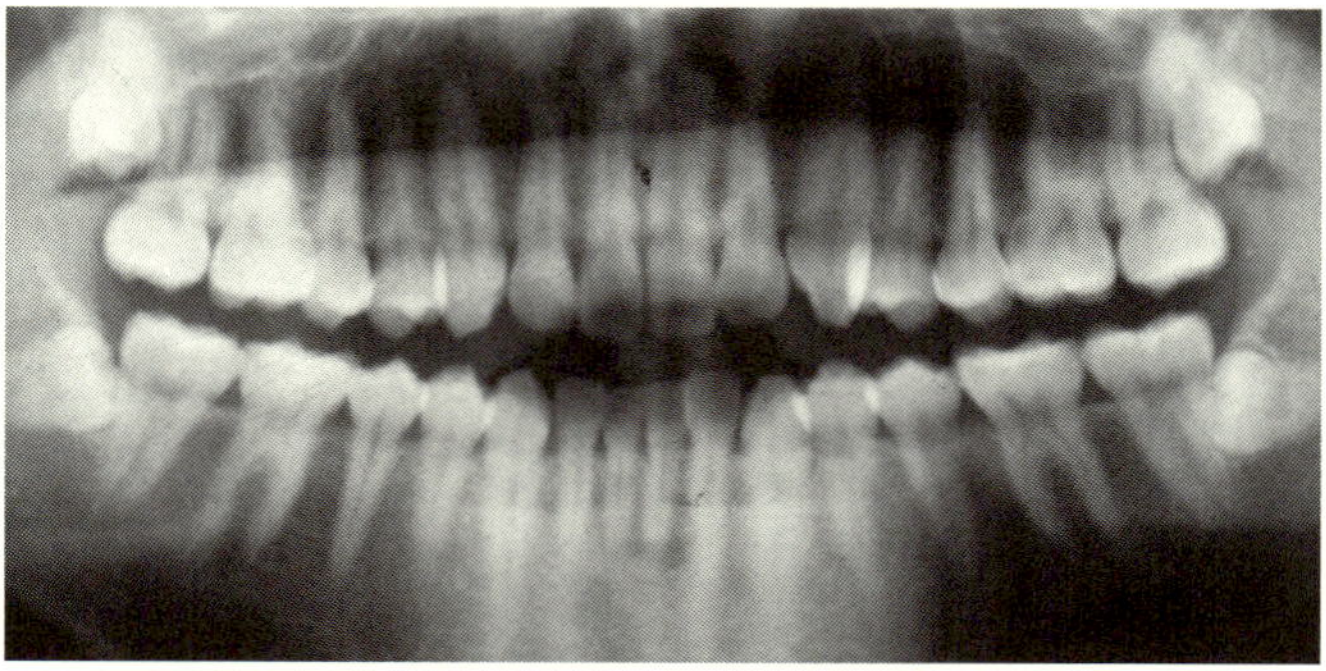

30歳男性、ケア歴20年。第一目標達成(銀歯･歯周病なし)

刻な虫歯が密かに進行している事実を見逃してはなりません。

年に数回の歯の検診と、見つかった初期の虫歯をきめ細かに治療することができれば、生涯歯で悩むことはありません。私の医院では、その習慣を生涯続けることを推奨しています。フッ素やキシリトール、そして歯磨きの指導は一切行っていません。超音波スケーラーと呼ばれる器具を用いて歯や歯ぐきの中の清掃を行い、きめ細かな検診によって小さな異常を見つけ出し、早期の治療を行っています。ただそれだけで、第一目標（銀歯・歯周病なし）が達成できるのです。

親の行動や検診効果によって虫歯が減少したという結果が得られています。願わくば、この実績と結論を評価し、今後の政策に活かしていただきたいと思っています。

Q7 世の男どもが加齢と共に恐れるのは、言わずと知れた歯と目と生殖機能の衰えです。その一番目に歯がくるのはどうしてでしょうか？

一般に動物のメスは、子を産めなくなったら生涯を閉じるといいます。これを仮に人に当てはめると、四〇歳、長くてもせいぜい五〇歳がもともと個体に与えられた寿命ということになります。自然界においては、一つの機能の喪失や衰えは死を意味します。人も基本的に、その生涯をまっとうするのに必要最小限の諸機能が与えられているのだと思います。

ところが現在、人の寿命は八〇歳以上となり、寿命が大幅に延びてきています。これは、医療や快適な環境をもたらす文明の産物です。そして、もともと与えられていた寿命を越えてきたときに、最初に襲いかかってくる災いは何でしょうか。それはおそらく歯の喪失です。

動物園の動物たちも歯磨きをしていますね。もっと身近なところでペットの犬や猫も、獣医さんが盛んにスケーリング（歯石取り）を推奨しています。当然、相応のデータと実績を踏まえてのことでしょう。歯の喪失が大きな問題となることは、進化の過程で代替の歯を捨てた哺乳類に与えられた宿命なのでしょう。ペットでも大切なことですが、人はなおのこと率先してスケーリングを行うべきです。

Q8 歯の究極的な治療法というとインプラントだと思います。ひところは、外国に行ってインプラント治療をしてきたと自慢げに言う人がいました。最近はどのような状況でしょうか？

失ってしまった歯の機能を回復させるためにインプラントを行うことは、非常にメリットが多く、積極的に取り組むべき治療方法です。ただし、ここでは「外国に行って」というところが問題ですね。外国が本当によいかどうかは別にして、この質問は国内のインプラントに不安や不満が蔓延していることの象徴だと思います。私の医院ではインプラントの成功率を九五％以上と申しておりますが、一般には八〇％程度です。なかには五〇％以下の成功率で行っているところもあると聞いています。不安や不満を感じるのも当然でしょう。その原因は、歯科界の誤った認識から生じる、誤ったインプラントの改良にあると思います。

歯科インプラントの歴史は古く、紀元前にまでさかのぼるとされています。使われた素材は、エメラルドやサファイヤなどの宝石類から、ヒスイ、黒曜石、象牙、真珠貝など、様々な素材が世界中で使われてきました。近代になってからも、白金、金、銀などの貴金属類からセラミックまで、あらゆる素材が試されてきました。

セラミックや宝石類などの無機素材は一般に生体親和性がよく、細菌感染も起こしにくい素材として、古くからインプラント素材として使われてきました。一方、金属から溶け出す金属イオンは異物性が高く、細菌感染を起こしやすい素材とされています。ところがチタンという金属は、金属でありながら偶然といってもよいくらい生体親和性が高く、現在では世界中でインプラント素材として広く使われています。

天然歯とインプラントの比較

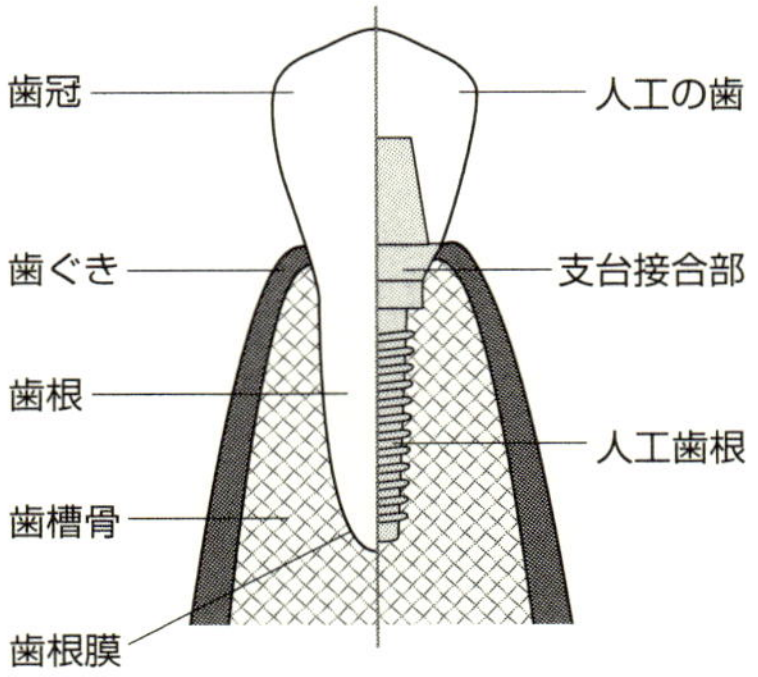

インプラントは、安静を図るために二つのパーツに分けられています。まずフィクスチャー（根っこの部分）だけを植え付けて、骨と接合したのちにアバットメント（歯の土台）を装着します。噛み合わせの力（咬合圧）を避けて安静を図ること自体は医学的に正しい発想ですが、二つのパーツをつなぐジョイント部分には空隙があって、その隙間には血液や唾液などが入り込みます。隙間に貯留した体液は

やがて腐敗し、生体にとって異物と認識されます。この周囲に炎症が起こり、ここは常在菌の生息エリアですから、常在菌による感染が成立する可能性が非常に高くなります。このジョイント部分を歯槽骨の近くに設定してしまえば、歯槽骨の破壊を招くことは避けられません。

もう一つの欠陥は、表面積を広げてより強固な接合を図る目的で、フィクスチャー部分にブラスト加工を採用したことです。フィクスチャー部分は、もともとは機械研磨といってツルツルに磨き上げたうえで、ネジ状に仕上げていました。そのネジ部分の表面をザラザラに加工して、骨との接着面積を広げたのです。ブラスト加工は機械研磨に比べて金属イオンの溶け出す量が多いことが知られています。ブラスト加工を採用したこと自体、医学的な常識からは理解できないことです。

生体にとって異物である金属イオンが溶け出す素材でありながら、チタンがなぜ骨と接合するかとい

インプラントの構造とアバットメントの装着

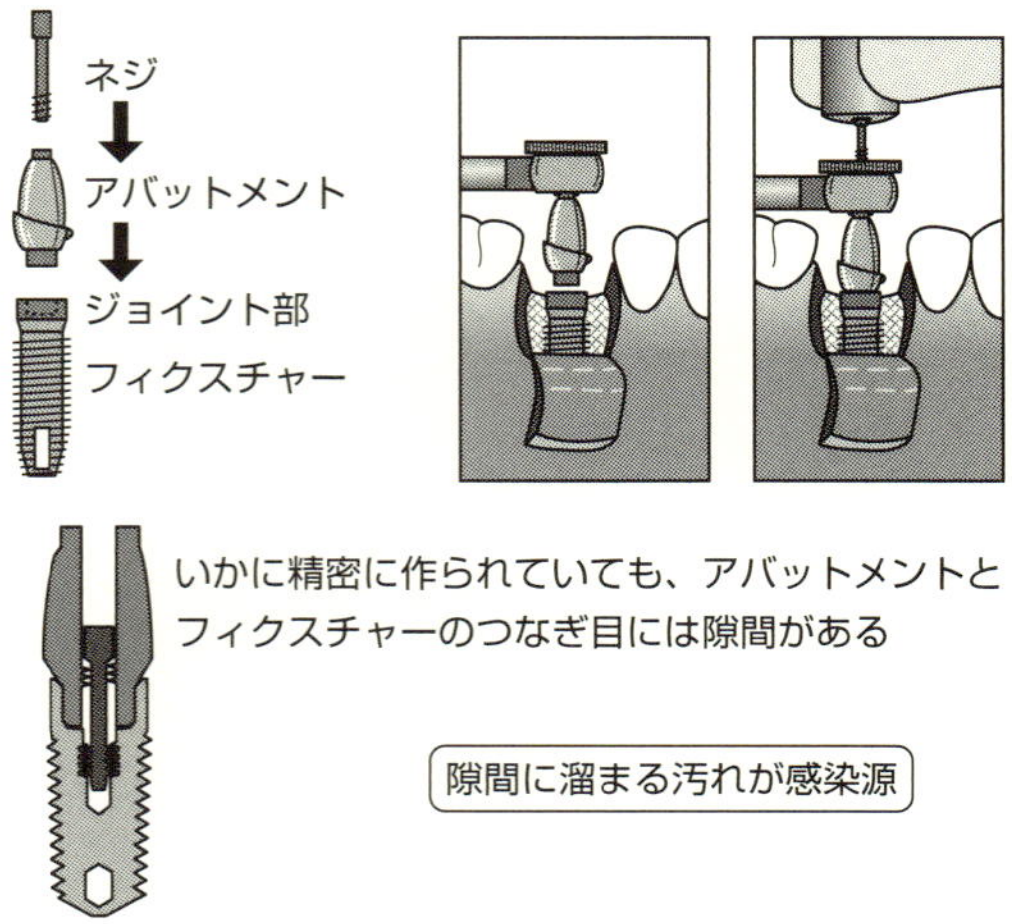

うと、異物性が非常に低いからです。しかしいくら異物性が低くても、金属イオンの溶け出す量が増えればそれだけ異物性は高くなります。異物性が高くなれば、それだけ炎症反応が強くなり、常在菌による細菌感染成立の可能性が高くなります。

インプラントの形状は世界共通です。したがって、本来その成功率は世界中どこに行っても同じだと思います。しかし、国内でも成功率が五〇〜九五％の開きがあるわけですから、より成功率の高い病院を探してさまよっているのでしょう。

成功率を高めるためには、その欠陥を最小限にとどめる工夫も必要ですが、誰が行っても九九％成功するようなインプラントの改良が必要です。理想的には機械研磨、もしくは金属イオン流出量のより少ない表面加工を採用して、ジョイント部分が歯ぐきの外に設定された形状が望ましいと思います。

歯に衣着せないで訊く わかりやすい話

Q1

歯は一本でも抜きたくないものです。抜かねばならない歯と守りたい歯、歯医者と患者の攻防のなかで、歯医者が歯を抜こうと決断する分かれ目って、いったい何でしょうか？

抜歯は、歯科医にとっても敗北です。抜きたくない気持ちは患者さんと同じです。その抜歯を決断するのは万策尽きて治癒の見込みがないと判断したときです。ですから、抜歯しかないと判断した歯科医といくら交渉しても、時期はともかくいずれ抜歯になるでしょう。当然のことながら、個々の歯科医によって技量が異なりますので、抜歯を決断する時期や状態は異なります。その意味では、より技量の高い歯科医を選べば延命の可能性もありますが、そのような状態となった歯の寿命は限られてしまいます。

抜歯の原因は、末期の歯周病と、何度も治療を重ねて歯の神経をとった末期の虫歯です。歯磨きの習慣が定着した現状においてさえ、歯周病と虫歯の末期をほぼ確実に迎えている現実を直視してください。今大丈夫と思っている歯も、同じようにしていれば、やがては同じ運命を辿るでしょう。次に確実に訪れるであろう災いを防ぐことができるかどうかが、「歯なし」になるかどうかの分かれ目です。

もっと身近な分かれ目は、この本を読み終えた直後、最寄りの歯科医院にいって、頼み込んででも歯のケアを始めるかどうかです。このケアは今の保険制度の下では頼み込まないと無理です。というのも、一応は一六歳以上であれば誰でもケアが受けられる保険規則にはなっていますが、これは事実上できない、やれないような現実離れした保険規則だからです。

日本の保険制度で、今行われている歯のケアのことをSPT（Supportive Periodontal Therapy：歯周病治療後のサポート療法）と言いますが、その普及率は二〜三%程度と、ほとんどの歯科医院が実践していないのが現状です。そんななかでも、ケアを必要としている人、理解してくれる人を厳選して実践している歯科医院もありますので、そこを見つけて歯のケアを始めてください。

もう一つの分かれ目は、もって生まれた歯の健康状態です。つまり、虫歯になりやすいか、なりにくいか。歯周病の進行が速いか、遅いか。虫歯にも歯周病にも強い人がたまにいますが、そんな恵まれた人はおそらく二〜三%ですから、ほとんどの人は人生八〇年以上として、そのままではいつか「歯なし」になると覚悟すべきでしょう。ということで、できるだけ早い時期から歯のケアに取り組まないと、ほとんどすべての人が、いつかどこかで「歯なし」になってしまいます。

Q2

歯の治療にあたって、歯の神経を抜き、その後に銀歯を被せることが常套的に行われています。患者としては、これで悪い歯は治った、もう半永久的に大丈夫だと思うものですが、これって間違いでしょうか?

虫歯が進行すると、歯の神経が炎症を起こして強くしみたり、ズキズキ痛みだしたりします。歯の神経は、根の先端にある「根尖孔」と呼ばれる細い管を通って供給されるわずかな血流によって生活しています。そのため、神経の一部に炎症が起こると、回復することが困難になります。そこで、歯の神経をとってでも歯の機能を維持しようとする処置が、「抜髄」です。

歯にとっては、神経の通った健康な歯がよいに決まっています。その健康な歯でさえ生涯をまっとうすることが困難な現状において、神経をとった歯がどのような運命を辿るか想像がつきそうなものです。しかし、神経をとった歯は二度と痛まず、銀歯を被せれば二度と虫歯にもならず、まるで永遠の命を得て復活するかのごとき錯覚が蔓延しています。歯の治療に対する不信感があふれているにもかかわらずです。

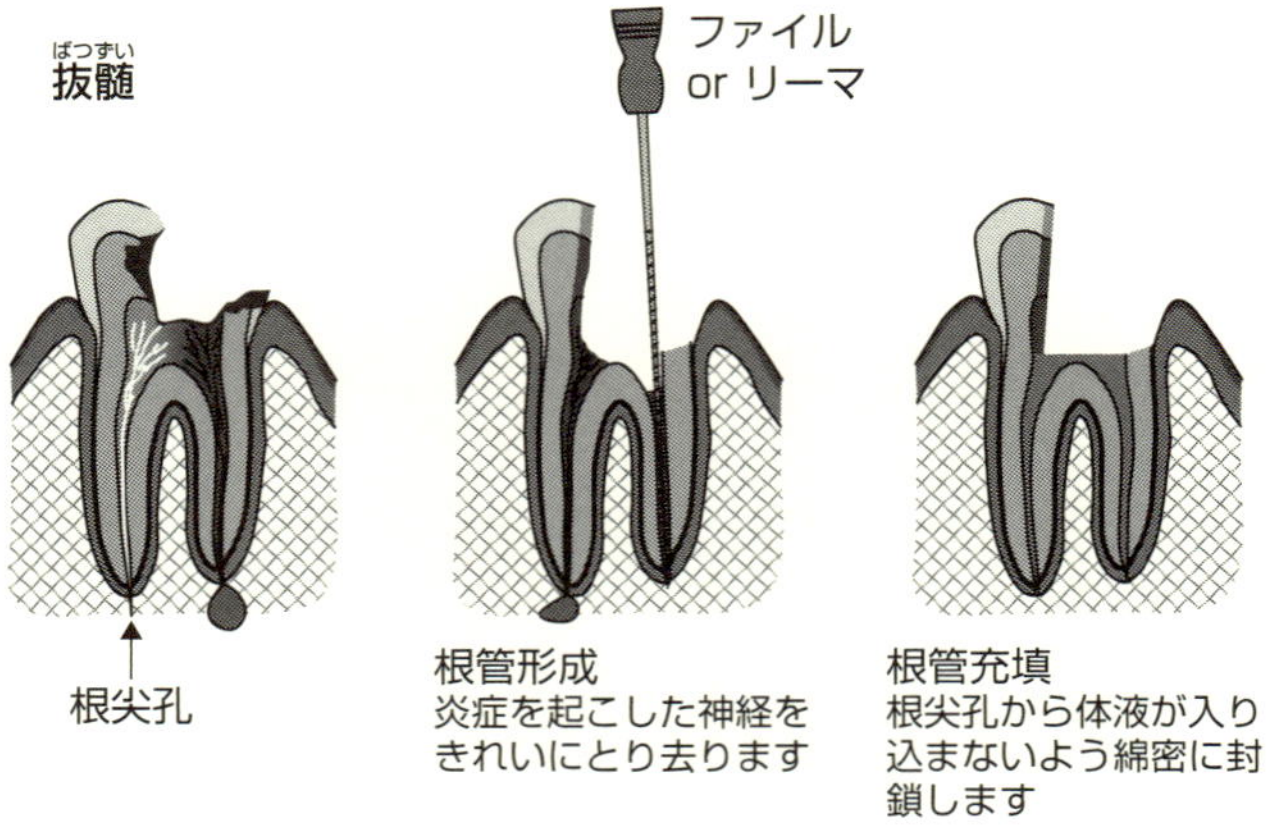

根管形成
炎症を起こした神経を
きれいにとり去ります
根管充填
根尖孔から体液が入り
込まないよう綿密に封
鎖します

車にたとえれば、全損事故にも匹敵する歯の大崩壊です。「技術を駆使して大修理すれば、まだ使えるよ」。つまり、神経をとって銀歯にすればまだ一〇年くらいは使えますよというのが抜髄処置です。なかには二〇年や三〇年以上使えることもありますが、平均は一〇年ほどです。一〇年ももたない歯だって半分以上はあるという現実を見逃していませんか。結果、一〇年ももたなかった歯は、治療した歯医者を恨みながら抜かれていく運命が待ち受けているのです。

虫歯になってしまったら、その虫歯の大きさによって、詰め物（インレー）、被せ物（オンレー、クラウン）で処置します。奥歯と奥歯の間に虫歯ができてしまった場合は、インレー修復が多く用いられます。

その銀歯も、日本の保険制度の下ではコストの関係で高価な白い歯や金の使用は認められていません。金が一二％含まれているとはいえ、主成分は銀で、色は銀色です。金のようなしなやかさはありません。ここで何が起こるかというと、装着に使ったセメントの破壊です。セメントはある意味優秀で、破壊されないかぎり虫歯の進

歯の修理方法

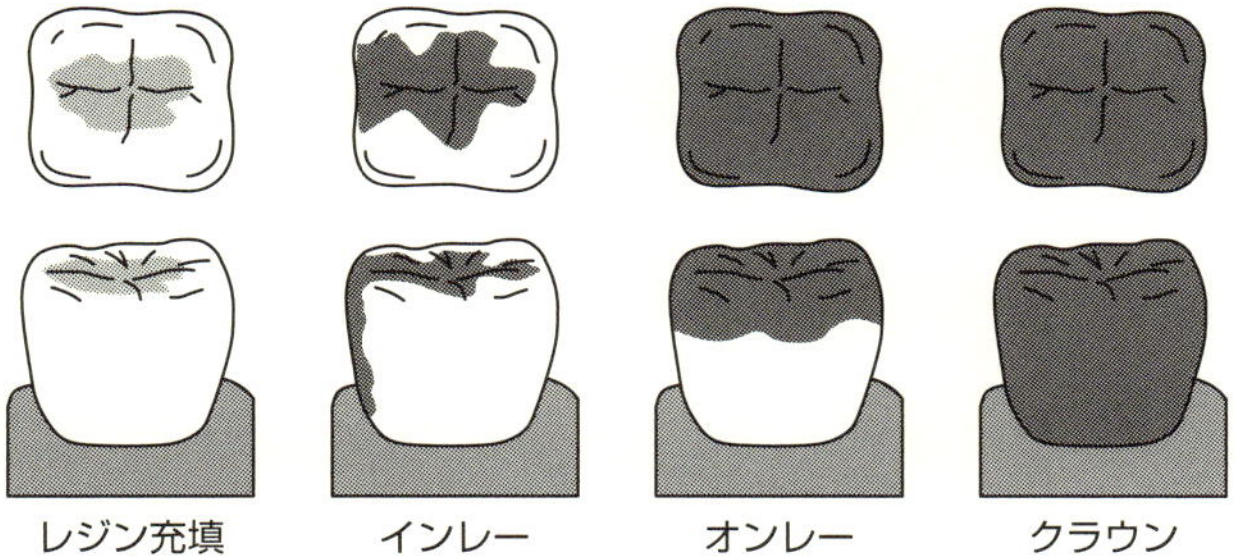

行を抑え、歯を守ってくれます。ところが、セメントが破壊されて隙間ができると新たな虫歯が急激に進み、歯の大崩壊を招いてしまいます。しなやかさを失った金属の宿命です。

神経をとった歯は、残った歯質の状態と程度に応じて修復方法を選びます。その代表的な修復方法が「さし歯」です。歯の大部分がなくなって、歯の根っこだけが残るケースが多いからです。もともとさし歯の由来は、釘のような金属ポストに人工の歯を取りつけて、残った根っこにさし込むものでした。現在では、土台部分だけを先に作って、形を整えてからプラスチックやセラミックなどで作られた歯冠部分を被せて固定します。奥歯もこれと同じ方法で修復することが多く、広い意味で神経をとった歯の修復方法としてはさし歯が主流と言えるでしょう。

さし歯の土台部分はかなり強力なセメントで固定されていますが、トラブルが多いのも現実です。外れにくくするために、ポスト部分をできるだけ太く、長くすればいいのですが、こうすると残った根っこが割れやすくなってしまいます。根っこが割れてしまうと抜歯になるケースが多く、悩ましい問題です。

痛みもなく、レントゲンでやっと確認できる虫歯も、削ってみると神経近くまで侵されています。レントゲンで虫歯が確認できる状態では手遅れぎみです。レントゲンでは確認できないレベルの虫歯を探し出して治療するのが本来の早期治療です。

親知らずを除いて、上下二八本ある歯の一本を失うことは、単に二八分の一の損失ではありません。その失われた部分を元の状態に回復させる方法としては、

1　部分入れ歯
2　ブリッジ
3　インプラント
という三つの選択肢があります。

部分入れ歯はバネで引っかける取り外し式の義歯です。入れ歯と聞いただけでも年寄りじみてイヤなイメージですが、実際に使ってみると違和感が強く、毎回取り外して洗浄が必要など、取り扱いも面倒です。ブリッジに比べて少ないものの、両隣の健康な歯を傷めます。

従来、第一選択とされていたブリッジは、装着感と使い勝手において申し分ありませんが、両隣の健康な歯を削るという欠点があります。また、銀歯が連なって審美的に劣るという欠点もあります。

インプラントは、チタンで作ったネジのような人工歯根を、骨に直接植えつける方法です。審美性、装着感、使い勝手ともに申し分なく、周囲の歯に対する悪影響もありませんが、保険適応外であるために高額な治療費が必要です。より成功率の高い改良を進め、価格を下げることができれば、最も有望な治療法として定着するでしょう。

物づくりの道を究めた歯の修理屋さんがその技術を駆使しても、やはり修理には限界があります。最小限の修理にとどめる工夫なくして八〇年もの歳月を乗り切ることはできません。レントゲンで見つかるような虫歯では手遅れです。生涯無事であってほしいと願う歯であれば、細心の修理・点検を怠らないのが日本人の心ではないでしょうか。

Q3

虫歯と歯周病は歯の二大疾患と言われます。これってどう違いますか？　また、虫歯は子どもがなるもので、歯周病は大人のなるものという認識は間違いですか？

体全体を支える骨格系の一部にアゴの骨があります。そのアゴの骨には、食物を噛み砕く役目を持つ器官としての歯があります。歯とアゴの骨、この両方をあわせて、食物を食べるという機能を果たしています。虫歯は、歯そのものを破壊する病気です。歯周病は、その歯を支えるアゴの骨（歯槽骨）を破壊して、最終的に歯を喪失させてしまう病気です。どちらも大切な歯を失う最大要因となっていることから二大疾患と言われています。

歯は、骨と同様の硬さを持つ象牙質の表面を、人体中で最も硬いエナメル質によって守られています。虫歯と歯周病は共にこの硬い硬組織を破壊する病気ですが、最大の違いは破壊のメカニズムがまったく異なる点です。虫歯は、口の中に生息する

虫歯と歯周病の違い

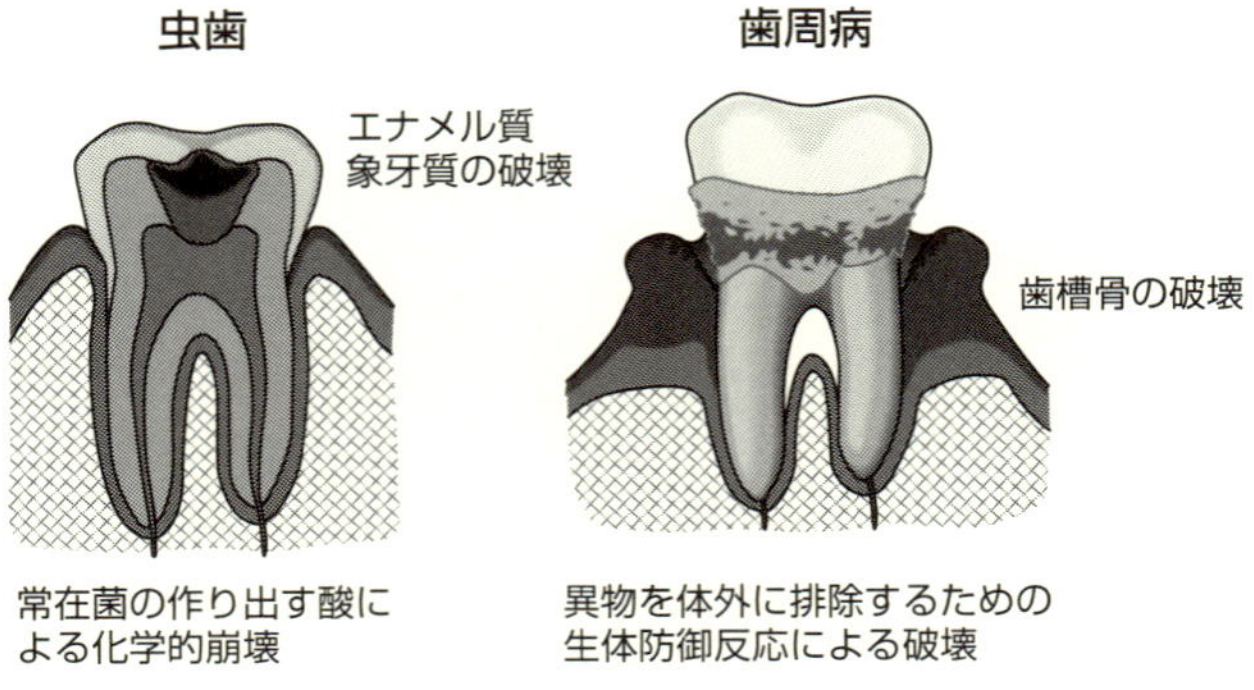

常在菌の作り出す酸による化学的崩壊
異物を体外に排除するための生体防御反応による破壊

常在菌の作り出す酸によって、化学的にエナメル質や象牙質を溶かしていきます。歯周病は、その常在菌が作り出す老廃物を体の外に排除しようとする生体防御作用の結果、歯を支えている歯槽骨が破壊され、老廃物のこびりついた歯そのものが体の外に排除されてしまう病気です。

歯周病が病気として不都合な症状を現し始めるのは、通常は早くても二〇歳以降です。その点、虫歯は歯が生えてから早ければ数か月で症状が見え始めます。しかも、歯が成熟して三〇歳を過ぎるころになると、やや減少傾向が見られます。この観点からすれば、虫歯が子どもの病気、歯周病が大人の病気という認識は間違っていないと思います。

強固なエナメル質にも構造的な欠陥があります。噛み合わせ部分の溝はガードが弱く、歯が生え始めて一年もすると、象牙質に到達するような虫歯ができてしまいます。初期の段階で見つけてレジン（プラスティック様の詰め物）で閉鎖しておけば、長期間にわたって虫歯の進行を抑制してくれます。

歯周病による歯槽骨の破壊速度は人によって異なります。二〇代後半で末期状態というのは病的に早いと言えますが、大切なことは一人の例外もなく歯槽骨は破壊され、平均的な人であっても六〇歳ごろには末期状態が訪れるという現実を知っておくことです。

歯周病は歯ぐきに覆われて見えない歯槽骨が破壊される病気ですから、末期状態にならないと自覚症状が現れてきません。通常は三〇～四〇歳を過ぎないと本性を現してきませんが、その始まりは虫歯同様、歯が生えたときにまでさかのぼります。しかも一人の例外もなく進行していきます。したがって、歯周病の対策は子どものころから始めないと、取り返しのつかない事態を招きます。

Q4
歯を磨くのは当たり前のことで、わざわざそれを歯科医が教えることはないと河田先生は言われますが、正しい磨き方を学ぶことはやはり大事ではないですか？

歯を守るうえで、歯を磨くことは基本中の基本です。その大事さを教えることは望ましいことですが、それで歯を守り通せるかのような教え方は間違いです。「歯を磨かないお馬鹿チャンは歯を失いました。頑張って磨いたお利口チャンはいつまでも美味しく食事ができました」みたいな教え方は、トラウマとなって心を傷つけてしまいます。歯磨きだけでは、結局お馬鹿チャンもお利口チャンも、いつか歯を失ってしまうからです。

学校教育で現実と乖離した嘘を教えてはいけません。「歯磨きは大事。でもそれだけでは歯は守り切れないので、歯医者さんにいってプロフェッショナルなケアを受けましょう

平均残存歯数

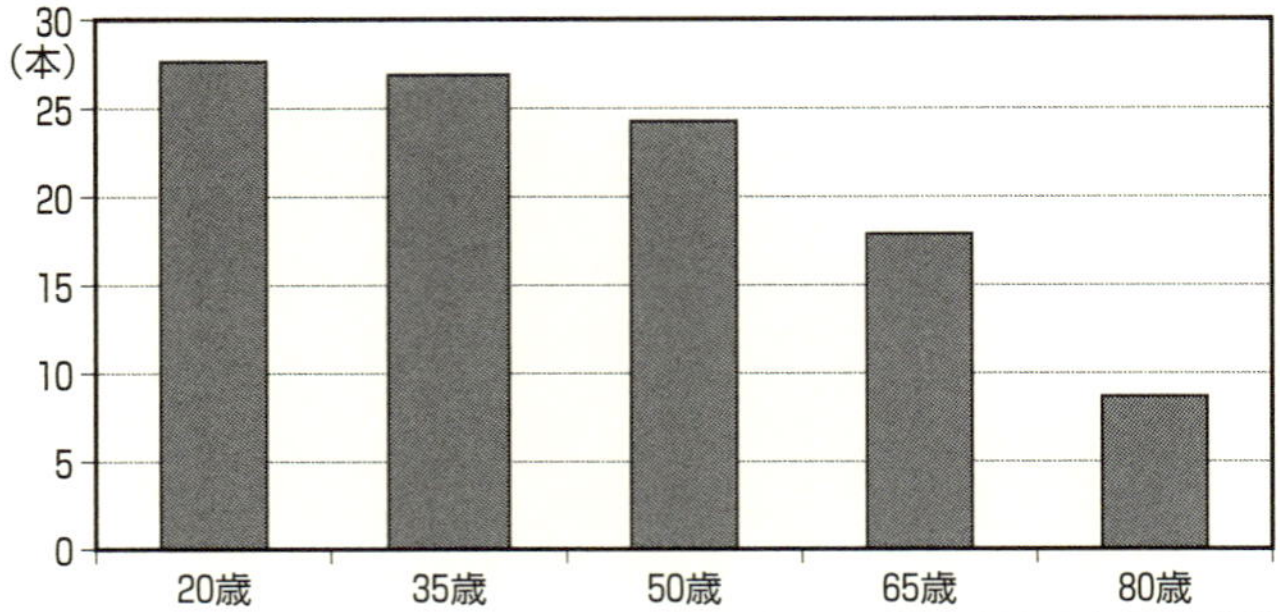

(2005年 歯科疾患実態調査〔厚労省〕)

28本中、50歳で約３本、80歳では20本ほどの歯を失っています

ね」と教えるべきでしょう。

虫歯の原因は歯の表面の汚れ、歯肉炎の原因は歯ぐき表面の汚れ、そして歯周炎の原因は歯周ポケット内の汚れです。歯と歯ぐき表面の汚れは歯磨きを駆使すればある程度除去できますが、歯周ポケット内の汚れは歯磨きだけでは取り切れません。

過去数十年の間に一〇種類ほどの歯磨き方法が次々と提唱されてきましたが、虫歯と歯周病（歯肉炎と歯周炎）を防ぎ切る的確な磨き方は見当たりません。普段の歯磨きにプロフェッショナルなケアを加えることによってはじめて、虫歯と歯周病を防ぎ切ることができるのです。歯磨き習慣の定着した現状においてプロフェッショナルなケアの必然性を説くことこそが、私の提唱する正しい歯磨き方法です。

Q5 歯に痛みがあるときには経験的に歯ぐきを摩擦するといいように思えます。そんな場合はより丁寧に歯ブラシを患部に当てて磨くようにしています。これって究極のその場しのぎですか？

これは間違いですね。マッサージ効果で血行をよくして治癒を促すということですが、自然治癒のまったく見込めない虫歯や歯周病に対しては気晴らし以外の何ものでもありません。炎症を起こす原因があると、全身の抵抗力低下に伴って炎症が抑えきれなくなってしまいます。

より丁寧に歯ブラシを患部に当てて磨くと原因の一部が除去され、マッサージ効果と抵抗力の回復が相まって症状の一時的な改善が起こることもあるでしょう。しかし、炎症を起こす原因が残ったままですので、究極のその場しのぎと言ってもよいと思います。

歯の痛みは異常を知らせるアラームです。そのアラームを無視すると、事態を悪化させます。特に歯周病が原因だった場合、痛みは歯周ポケットの中にたまった歯石に起因するものです。この歯石さえ取れば、痛みや様々な不快症状は一気になくなります。原因を特定して一つ一つ解決しておかないと、すべてが手遅れになってしまいます。

Q6 歯をすぐ抜く歯医者はだめな歯医者で、抜かずに少しでも長持ちさせる歯医者が名医だという言い伝えが患者の間ではあります。これって伝説でしょうか？　それともそれなりの真実が含まれていると思いますか？

親知らずに関しては、抜く技量がないために抜かないという場合もありますが、それ以外の歯に関しては概ね正解と考えてよいでしょう。

親知らずの場合、わずかな異常を見つけたら、すぐに抜歯することをお勧めします。親知らずはできるだけ早い時期に抜歯して、それ以外の歯は一本たりとも抜かないというのが基本的な姿勢です。親知らずは人類の進化の過程で不要になった歯で、生える場所がない、生えてきても出来損ないというのがほとんどです。場所的にも治療ができないとか、治療しても満足な結果が得られないことも抜歯をお勧めする理由の一つです。また、親知らずを残しておくと、手前の歯に多大な損失を与えることが多いと

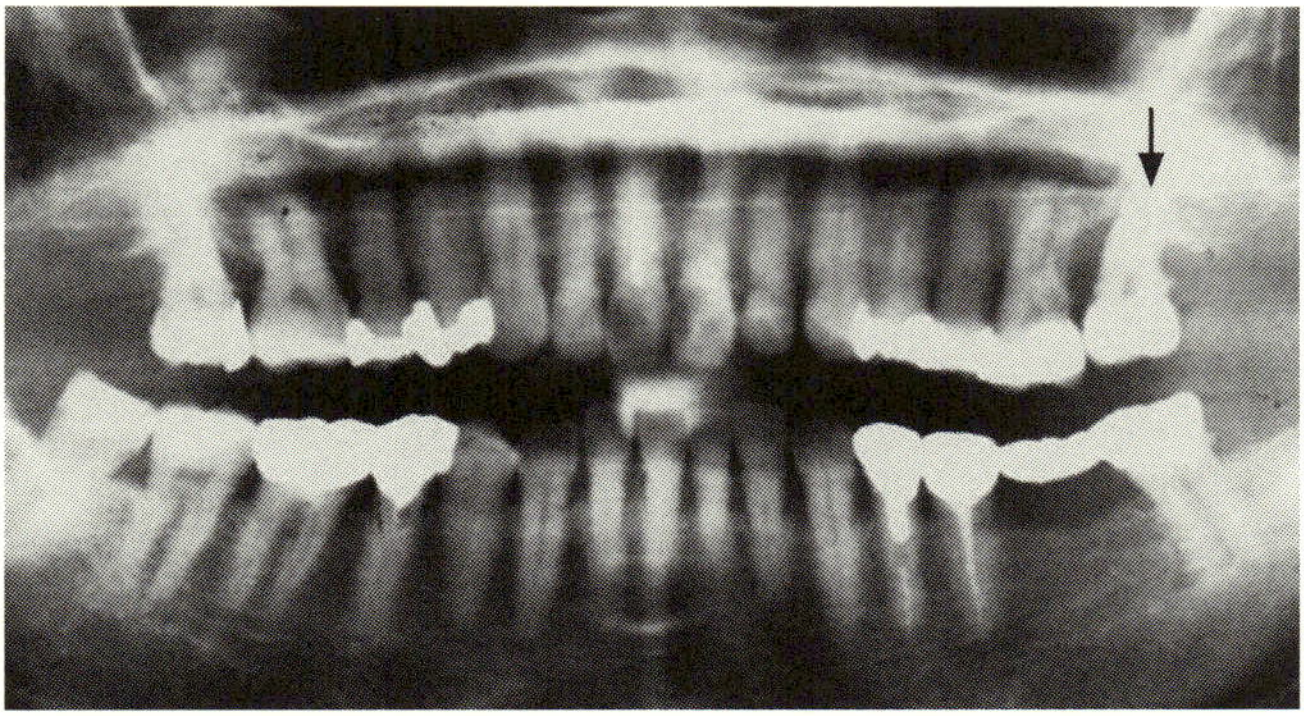

初診時の62歳女性。他院で左上の奥歯(↓)の抜歯を宣告されて来院。ケアによる延命を提案し、14年後、本人からの申し出により抜歯しました

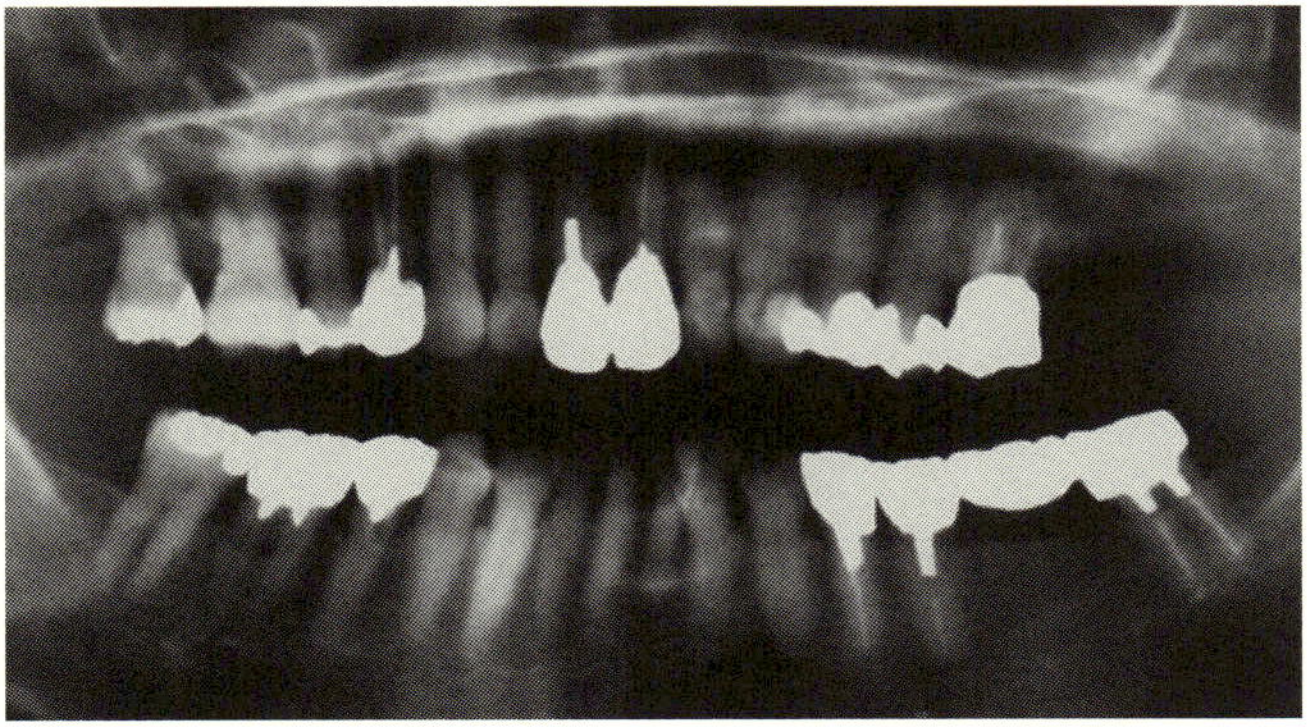

24年後、86歳。親知らずを除くすべての歯が、初診時のまま保存されています

いうこともあります。

治療しても改善の見込みがない、もしくはとるべき有効な手段がない場合に抜歯が行われるということについては、他の歯も同様です。しかし、とるべき有効な手段の種類と程度は千差万別です。抜歯は痛みの原因を取り去る最終手段ですが、抜歯をしないで痛みの原因をとる技術があれば延命は可能です。しかも親知らずと違って普通の歯には誰しも未練がありますし、まだ使えるという望みも残っています。「この歯が痛くてモノが噛めない。いっそのことなくなったほうがよいという気持ちになったら伝えてください」と、納得と覚悟をうながすと同時に、抜歯後の治療方針や治療方法を説明して心の準備をしていただきます。

Q7

歯石を取るということは、若い患者の予防にはよくても、年老いた患者にとってはかえって寝た子を起こす側面があって、痛みを伴うことがあるように思えます。若者と老人とで歯石取りに差はないのでしょうか？

歯石を取るという刺激に対し、寝た子を起こすという側面はあります。歳を重ねると、過去の治療によって痛みを感じないような慢性的な炎症が必ずといってよいくらい存在します。その慢性的な炎症の大半が歯石に起因することが多いので、一時的な痛みはやむをえないものと思います。

問題とされているケースは、歯髄の炎症や死であったり、過去における治療の不備であったりします。

これらの歯については、痛みを発する歯と原因を突き止めて、適切な処置を講じる必要があります。一方、歯石の取り方については、高齢の患者さんは若い人に比べてより深いところに汚れが貯留していますので、いっそう丁寧な歯石取りが求められます。

歳を重ねると入院の機会も多くなります。また、いつ寝たきり状態になるやもしれません。その不慮の事態に備えて、歯を万全な状態に保っておくことが必要です。万全な状態であれば、たとえ数年間歯のケアができなくても、歯の災いを回避することができます。

将来の災いを回避するということに関しては若い人も同じですが、より簡便な歯石取りで「やすらぎ」を得ることができます。歯石を取るときの痛みは人によっては快感であるともいいます。歯石を取ったあとの痛みは理性で克服していただく必要があります。治療前の不安・不快感や痛みから解放され、やすらぎの日がくるのにそれほどの時間はかかりませんが、そのあとも定期的に歯石を取り続ける必要があります。五年、一〇年も経つと、忌まわしい歯科治療の苦痛は過去のものになるでしょう。歯石を取り始めてからたいした治療をすることもなく、レントゲンを見てもまったく変化がないからです。

歯を失うことに対する不安がなくなり、希望の老後が見えてきます。歯の健康だけが人生のすべてではありませんが、不安要素の克服は人生にやすらぎをもたらしてくれます。

Q8 セカンドオピニオンは歯科医の場合でも推奨されていいように思えます。この歯科医は何が得意かなどの情報開示はもっと進められていいのではないでしょうか？

医科には遠く及びませんが、最近の傾向として歯科内部でも細分化が進み、歯周病やインプラントの専門医と称する歯科医が増えてきていると思います。ところが、行政の指導により、標榜できる専門分野は限られています。また歯科の場合、専門分野だけでは経営が成り立たないという事情もあって、その多くが一般歯科と併設で細々と運営されているのが実態です。

私も時々セカンドオピニオンとして相談を受ける機会もありますが、そのほとんどが専門的な分野の相談ではなく、日常の一般的な治療にまつわる相談です。つまり、多くの国民が現在行われている一般的な歯科治療に疑問や不満を抱えているということです。また専門分野に関しても、必ずしも治療方法が確立されておらず、満足な結果が得られていないことによる相談です。どこにいっても治らないというたらい回しを改めて、どこにいっても治る歯科医療の確立こそ優先されるべき改革だと思います。

歯が立たないことはない専門的な話

Q1

歯周病の原因は何だと思えばいいのですか？　原因をめぐって大きな考え方の違いが存在するようですが、簡単に言うとどう違うのですか？

人類を長年苦しめてきた伝染病。一九世紀の後半にパスツールやコッホの活躍により、その原因が細菌による感染だという結論が導かれ、医学界で長年続いた論争に終止符が打たれました。これは、普段人間とかかわりのない細菌が、人の体内で異常増殖して起こる病気に関する結論です。これらの病気に関連するのは普段は人にかかわりのない細菌ですから、体内から撲滅することが可能です。

二〇世紀の後半から、歯周病の原因は歯周病菌だと言われるようになりました。確かに、歯周病菌がいなければ、歯周病は起こらないかもしれません。ところが、歯周病菌は人と共存している常在菌ですから、体内から完全に撲滅することは不可能です。空気がなければ火事は起きない、したがって火事の原因が空気だと言っているようなものです。

一九世紀の医学界では、ペッテンコーファーが下水道の整備によって様々な疫病の発生を食い止めたという実績から、環境説という概念を打ち出して細菌説に対抗していました。環境を整備して、汚染された物質（細菌）の拡散を防ぐという発想です。

二〇世紀後半の医学界でも、常在菌のかかわる感染症については論争が続きました。たとえば「床ずれ」です。床ずれは皮膚常在菌による感染症ですが、その原因は圧迫壊死した皮膚組織だという結論に傾いています。圧迫壊死した皮膚組織は生体にとって異物と認識され、異物周辺に炎症が起こり、環境の変化がもたらされます。ここでいう環境の変化とは、pHの変化であったり、体液の流出であったりします。この環境の変化に適応した常在菌が異常繁殖した結果、床ずれという感染症が起こるという考え方です。

これを歯周病に当てはめてみると、歯石をはじめとした諸々の汚物が歯周ポケットの中に蓄積したことにより炎症が起こり、その環境変化に適応した常在菌（歯周病菌）が異常繁殖した結果成立する感染症であるということです。したがって、歯周病の原因は歯周ポケット内に蓄積した諸々の汚物、略して歯石ということになります。

Q2 歯周病菌とはどういうものですか？　その菌は単独で歯の中で悪さをするのではなく、必ず歯石とともに生息するということでしょうか？

人の体に日常的に生息する細菌を常在菌と呼びます。常在菌は、皮膚、口腔、気道、腸内にいます。常在菌は、生息環境を一方的に提供してもらっている寄生虫のようなものと考えられがちですが、私たちは常在菌の力を借りて生きているのです。わかりやすい例をあげると、私たちは大腸菌をはじめとした腸内細菌の作り出す栄養の恩恵を受けて生きているだけでなく、彼らの生息によって赤痢菌のような有害な病原菌の侵入を阻止しているのです。つまり、常在菌は外界との接点に住んで、人を守っているとも言えます。人の口の中には四〇〇種とも言われる常在菌が暮らしています。そのなかで歯周病に関係するとみられる三〇種ほどを総称して、「歯周病菌」と呼んでいます。

細菌は地球上のあらゆる場所に生息しており、人類の想像をはるかに超えた過酷な条件でも生き延びていく、強い生命体というイメージがあります。これは細菌を一くくりに考えた場合であって、個々の細菌について見ていくと、意外な弱点があるように思います。基本的に移動手段を持たない細菌は、環境が生存に適さないとなると、時として芽胞（植物でいえば種のような状態）になって、ひたすら環境の変化を待ち望んで細々と生き延びているのです。その繁殖はいかなる条件下にも適応できるものではなく、菌種ごとに限られた条件においてのみ可能だという認識を持つべきでしょう。

常在菌も同じです。過酷な環境の中に侵入し、そこを繁殖に適した環境に作り変えることなどできません。辛うじて生き延びている生息地に環境の変化があると、その環境に適した種類だけが異常に繁殖するのです。それが歯周病菌であった場合、歯周病菌による感染が成立します。歯石がまったくない人の口の中にも歯周病菌は生息していますが、歯石のような異物が存在する環境の周囲で異常繁殖した場合に悪さをすることになります。

Q3 そもそも細菌って、人間にとってすべて敵なんですか？　そうではないはずですよね。では、歯周病菌はどう考えればいいのですか？

地球上に最初の生命体が誕生したのは四〇億年前と言われています。多細胞体の動植物が誕生する前の三十数億年間は、細菌のような生命体だけの世界でした。地球規模の時間の流れのなかでは環境は幾度も激変し、そのたびに絶滅と繁栄を繰り返しながら、細菌は地球上の隅々まで支配を広げていったと推測されています。長年地球を支配してきたのは細菌たちで、いわば地球は細菌王国です。

地球上には無限大と言っていいほどの細菌が暮らしています。そのなかには人類にとって不都合な病気をもたらす細菌もいます。ただ、病原菌と呼ばれる細菌は、全体からみればほんの一部、限られた種類だけです。醸造菌は、お酒や醤油を作ってくれます。腐敗菌だって、様々な有機質を分解して水や土に返してくれます。もし彼らがいなかったら、地球上は糞尿や死体だらけです。

植物が光合成によって二酸化炭素から有機物を作り、酸素を環境に提供し、動物が呼吸によって酸素を消費し、二酸化炭素を環境に戻すという循環があります。しかし実際には循環システムはそれほど単純ではなく、炭素や窒素、硫黄など、生物に必要な元素のほとんどにおいて、細菌の多様な代謝によって生態系の基本回路が形成されています。その細菌たちが築き上げてきた環境に、私たち動植物があとから共生させてもらっているのです。

歯周病菌は嫌気性で、たんぱく質を分解する常在菌ですから、食べ物のカスなどを分解して口腔内の環境を保つと同時に、より危険な病原菌の繁殖を妨げて、人体を病気から守る役割を果たしているものと思われます。

Q4

歯周病菌を抑えるために、最近では歯科医のなかでも様々な挑戦をされる向きがあります。先日新聞を見ていましたら、除菌をして全身の健康維持をするために3DSという専用器具を導入する歯科医や施設があると報じていました。これをどう考えますか？

「歯周病は歯ぐきの病気」という定義と、「歯周病の原因は歯周病菌」という定説に基づいて行われている3DS（Dental Drug Delivery System）は、ちょっとしたブームのようですね。歯や歯ぐきの隅々まで徹底的に綺麗にしたあと、ドラッグ・リテーナーと呼ばれる専用のマウスピースに殺菌薬を入れ、これを毎日五分装着して虫歯菌や歯周病菌を除去する方法で、通常は三～六か月に一度歯科医院でプロフェッショナルなケアを行います。どちらかというと虫歯予防に重きをおいた治療方法のようですが、一連の治療内容を見るかぎり、歯周病に関してもかなりの効果が期待できそうです。ただその効果が何によってもたらされるのかについては見解の相違が生まれてきそうです。

といいますのが、三～六か月に一度歯科医院でプロフェッショナルなケアを行うだけでもかなりの効果が認められるからです。３ＤＳの効果は最大六か月ということのようですが、薬剤による殺菌効果であれば使い続けるかぎり永遠に持続するはずです。

それと医学的に考えると、薬剤による殺菌を継続的に行うと、その薬剤に感受性のない常在菌が異常に繁殖する菌交代現象や、新たな耐性菌を生み出してしまう可能性が危惧されます。また、腸内細菌にも影響が及び、新たな病気を引き込んでしまうことも懸念されます。実際にはそのような事態にはなっていないのかもしれませんが、薬剤で常在菌を殺し続けることの可否は十分に検討する必要があるように思います。

Q5 歯石を取れば歯周病は根治するのですか？ それとも糖尿病と同様に歯周病は治らない病であり、コントロールするしかないということなんでしょうか？

歯石を取れば、歯ぐきの出血や腫れはすぐに治まります。さらに定期的に歯石を取り続けると、口臭や知覚過敏もなくなり、口の中がスッキリしてきます。歯ぐきの不快な症状は治りますが、歯周病は治りません。といいますのが、歯周病の本当の怖さは歯を支えている歯槽骨の破壊であり、一度破壊された歯槽骨は基本的には元の状態までは回復しないからです。

歯槽骨は元には戻らないけれど、仮に現状を生涯維持することができれば、大切な歯を一本たりとも失わなくて済むことがあります。歯周病の場合、「治す」というよりも「コントロールする」というの

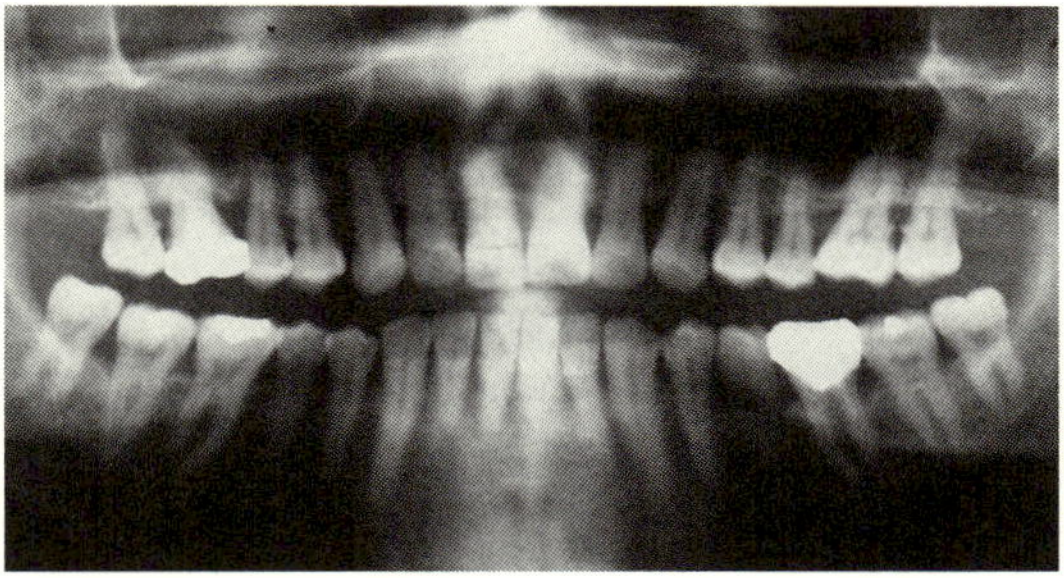

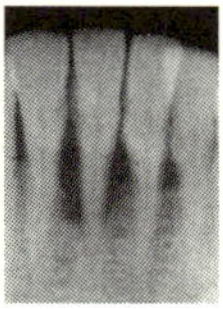

初診時の42歳男性。平均歯槽骨喪失量－5.30mm。20歳から22年間の歯槽骨喪失量－3.61mm、破壊速度－0.16mm/y

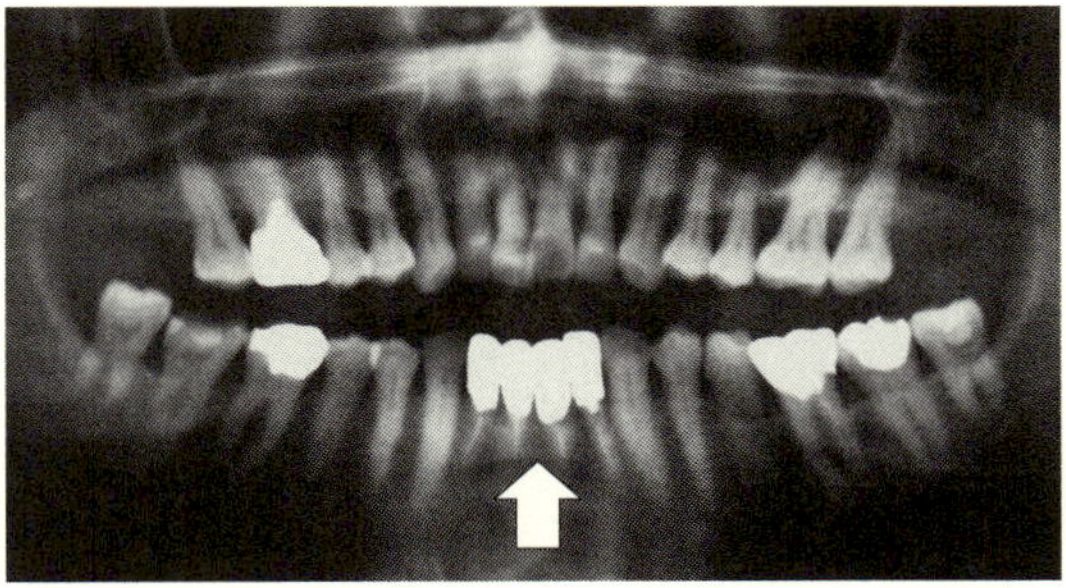

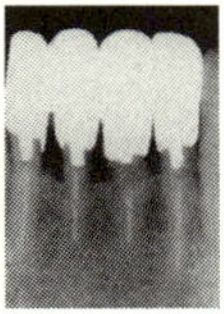

22年後、64歳。歯槽骨喪失量－5.55mm。42歳から22年間の歯槽骨喪失量－0.24mm、破壊速度－0.010mm/y(ケア頻度1.07か月ごと)。下の前歯(↑)は人工骨を使用して抜髄･連結固定を施しています

が正しい表現です。歯槽骨の破壊が五ミリメートル以下であれば、生涯のコントロールが可能です。五ミリを超えた歯であっても、一年で抜け落ちそうな歯を二〇年近く延命させることができます。歯周病はコントロール可能な病気です。

Q6　一度破壊された歯槽骨であっても再生させることは可能でしょうか？　最近の目覚ましい医療の発展を見ていると可能ではないかとも思えるのですが。

若いときのような、完全に元の状態というのは現在のところ不可能と思われています。しかし、五ミリ程度であれば、日本中のあちこちで再生された事例を見かけます。ところが、なぜ再生が起こったかということが正しく考察されていないために再現性に乏しく、たまたま再生したというような評価しか得られていないのが現状です。

これを克服するには、まず歯槽骨が破壊された原因を突き止めて、再生が起こる条件と再生が起こらない条件を分ける必要があります。そのうえで再生が起こる条件を正しく突き止めれば、確実な歯槽骨再生法が生まれてくるでしょう。その先には、歯槽骨を元の状態に戻す方法の開発もありうると考えています。

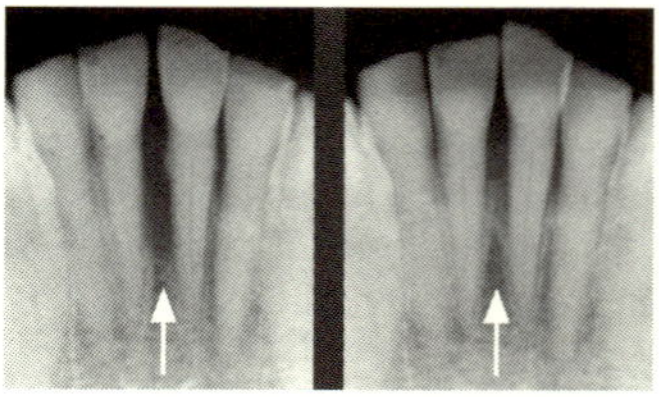

歯槽骨再生例。左：初診時の69歳男性、右：1年8か月後

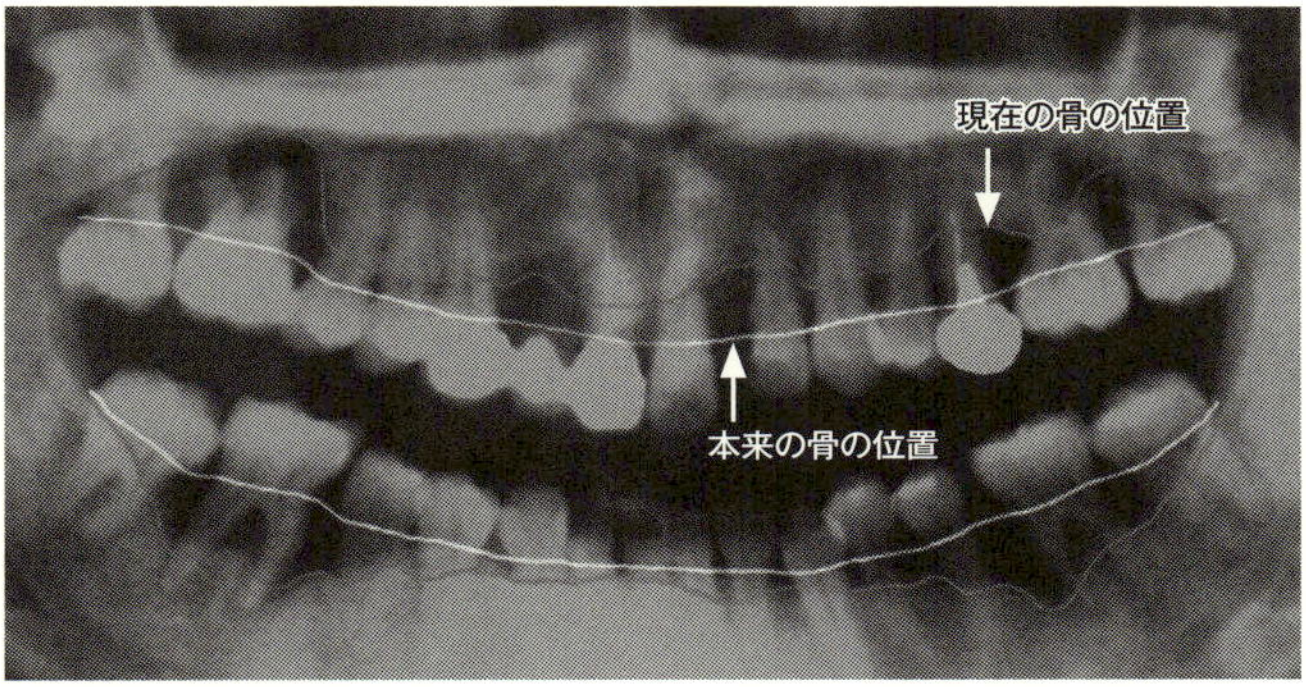

初診時の27歳女性

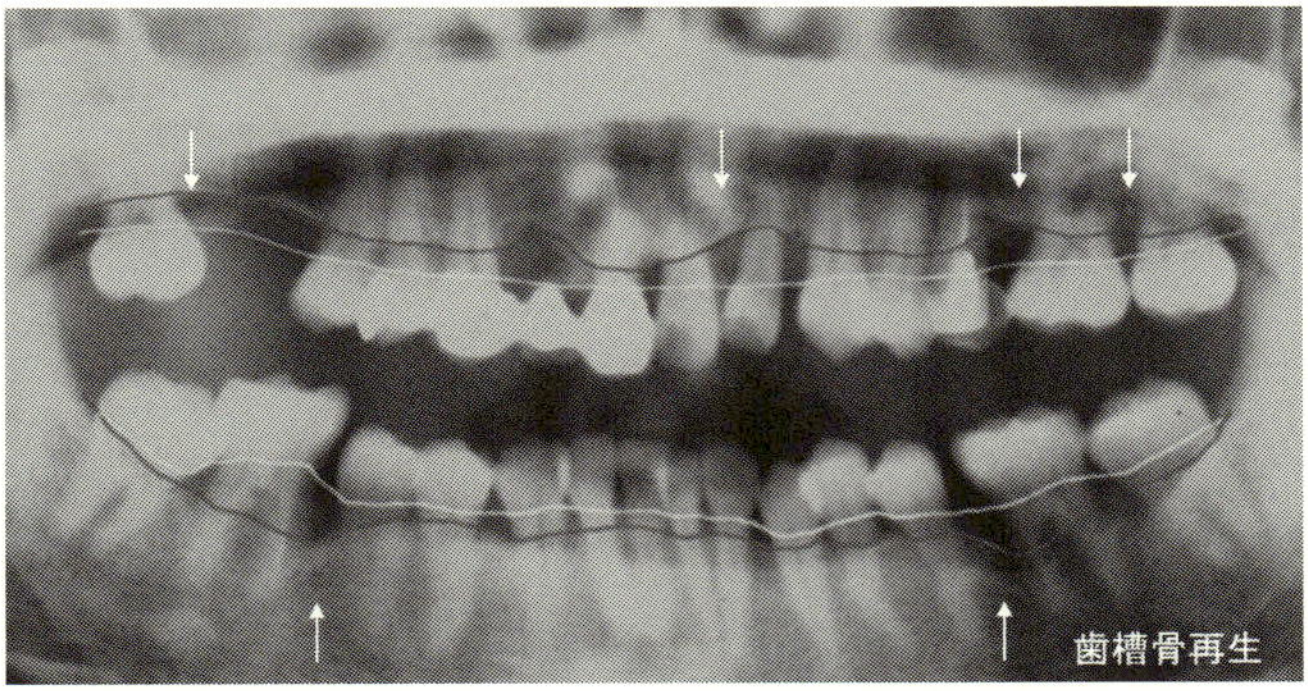

7年後、34歳。治療の最終目標は、破壊された歯槽骨の再生を目指します

たとえば、人工骨を使用した歯周外科手術を行った結果、歯槽骨が再生され、二二年経過した現在も安定した状態を保っている症例が数多くあります。反面、より軽度な症例に同様の手術を行った結果、歯槽骨が急速に破壊されていく症例もあります。

人工骨の使用や歯周外科手術の有無という観点から見ると、一定の法則や正しい結論を導きだすことができません。ところが、歯髄の有無という観点から見れば、無髄歯（神経をとった歯）だとすべての事例で歯槽骨が再生されているという結果が得られます。ではなぜ無髄歯だけが再生するのかということを調べてみると、象牙質中のたんぱく質含有量が違うことがわかります。

知覚過敏が起こるメカニズムと、歯槽骨再生を阻害するメカニズムは同じです。大切なことは、象牙質中のたんぱく質を無機質に置き換えることで知覚過敏が消失し、歯槽骨が再生するという理論です。この理論が正しいとすれば、より効率のよい方法や技術を知っている人が世界のなかにはいると思います。特に技術の発達した日本に、医者や歯医者ではない分野の人のなかにいるかもしれません。それを期待しています。

Q7 では、虫歯のほうはいかがでしょうか？　こちらは歯周病よりも簡単に再生できそうなイメージがあるのですが、違っていますか？

歯の表面を覆う硬いエナメル質に発生する虫歯を、「エナメル質う蝕」といいます。このエナメル質う蝕発生の原因は、ご存じのように虫歯菌（ミュータンス菌）です。甘いものを食べると、空気の豊富な歯の表面では虫歯菌が糖分を分解し、乳酸を作ります。その乳酸が、人体中最も硬い強固なエナメル質を溶かしていきます（脱灰）。

エナメル質については破壊と再生のメカニズムが解明されているので、ミネラルを大量に供給するなど有効な再生方法が開発されると思います。ただしこれはエナメル質の脱灰が象牙質に到達する以前の初期のエナメル質う蝕であって、一般に虫歯と呼ばれている象牙質の虫歯（象牙質う蝕）ではありません。しかも、硬いエナメル質がモロモロとした脱灰状態での再生のことであり、完全に崩壊しきったエナメル質の再生は血の通った歯槽骨と違って難しいかもしれません。

虫歯と一言でいいますが、一般にイメージされる虫歯は「象牙質う蝕」のことです。表層が真っ黒でモロモロ、深くなるほど茶色から真っ白な層になり、そこまでモロモロです。小さなスプーンのようなもので引っかくと、ポロポロ取れてきます。この柔らかくなった部分を軟化象牙質といいます。

肝心の象牙質がどのようなメカニズムで破壊され、なぜ黒く変色するのか、いまだに解明されていないというか、議論さえされていないのが現状です。黒色の原因は外来色素の沈着で、空気のないところでも活動できる嫌気性の虫歯菌がいるのではないかと専門家の間で噂されている程度です。

私の推測では、嫌気性でたんぱく質を分解する歯周病菌のような常在菌により、象牙質に含まれる大量（約二〇％）のたんぱく質が分解され、硫化水素が発生していることが原因だと考えています。硫化水素は閉鎖された空間の中で凝縮され、わずかな空気と硫黄酸化細菌により酸化されて硫酸を作り、急激に象牙質を溶かします（土管のコンクリートが破壊されるメカニズムと類似）。また硫化水素は、ヘモグロビンや他の金属イオンと結合して黒く着色していきます。

現在、虫歯（象牙質う蝕）の進行抑制剤や知覚過敏の治療薬として使われているフッ化ジアミン銀は、腐敗した象牙質中のたんぱく質を凝固（ミイラ化）させます。これにより、硫化水素の発生を抑えて虫歯の進行を抑制していると思われます。この軟化象牙質の一部は、大量のミネラルを含むセメントのようなもので完全密封しておくと、硬化象牙質という硬い象牙質になることがわかっています。本来の意味での再生とは言えませんが、象牙質う蝕のメカニズムが解明されれば、より効率的な再生が可能になると思います。

虫歯で破壊された歯を完全に元の状態に回復させることはできません。しかし、歯石を取り続けることにより新たな虫歯の発生を抑制し、早期発見・早期治療により小さな修理で歯を維持し続けることは可能です。

スケーリングは歯石だけを取るのではありません。歯に付いた諸々の汚れを一本一本丁寧に掃除していきます。普段の歯磨きでは取れない汚れも掃除するので、虫歯の抑制効果も十分にあります。加えて、

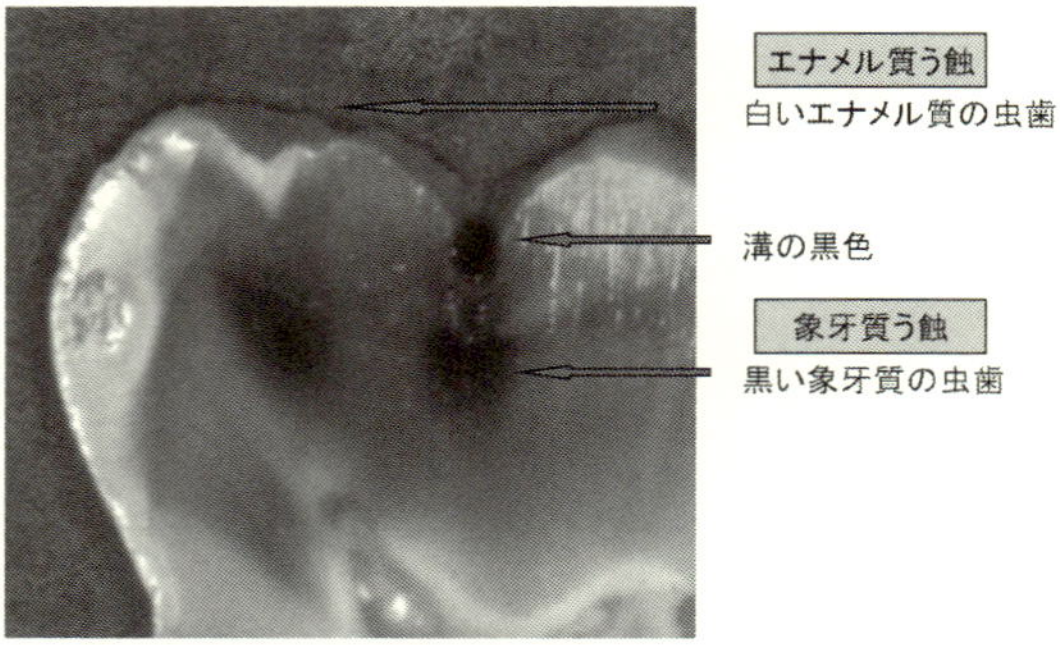

嫌気性の環境下で有機質が存在すると、硫酸還元菌の働きによって硫化水素が作られます。この硫化水素が金属イオンと結合して黒色となります

汚れの下に隠れた小さな虫歯や、見えにくいところに隠れた小さな虫歯や異常を見つけ出す精密検診という効果もあります。これを積み重ねていくと、虫歯のコントロールをすることができます。

Q8 理想的な歯のケア方法を教えてください。できれば若者と中年と高齢者とに分けて。

習慣づけという観点も含め、幼児期から「生涯、歯を守るケア」を始めるのが理想的だと思います。最初はスケーリングの真似事と検診、それとコミュニケーションから始めます。一年も経つと、ほとんどのことができるようになってきます。ケアを始めて二年もすると、たいていの子どもは歯医者にいくのが好きになってくれるようです。虫歯は原則として見つけ次第治療しますが、小さな虫歯を麻酔なしに治療しますので、泣くことはありません。

学童期はきれいな永久歯への誘導を行います。思春期では、生えたばかりの永久歯を虫歯と歯周病から守ります。歯の構造と象牙質の性状から、若年者の虫歯は異常に速く進行することが知られています。その一方で、象牙質の性状によって歯周病も進行速度が大きく違うことはあまり知られていません。特に若年性歯周疾患と呼ばれる歯周病があり、一〇代前半から進行が始まり、三〇歳になるころにはすべての歯が失われてしまうほどのスピードで歯槽骨が破壊されるので、思春期のケアは虫歯と歯周病の両面から重要です。

幼児期からケアを始めた人は、三か月に一度程度のケアで歯を生涯守り通すことができます。ところが三〇代や四〇代ともなると、歯周病・虫歯ともにある程度進行してしまっています。これらの人に関しては、虫歯に関しては三か月に一度程度のケアでも効果が認められますが、歯周病に関してはこの程度のケアでは守り通すことが困難です。特に三〇代・四〇代は歯周病の進行傾向が強い時期ですので、月に一度のケアが必須です。

六〇歳を過ぎるころになると、大半の人の歯が壊滅状態ですので、防戦一方。末期状態の虫歯や歯周病の歯が徐々に淘汰されていきます。反面、末期状態を免れて比較的保存状態のよい歯に関しては、象牙質が硬化象牙質になってきているので、歯周病・虫歯ともに進行が遅くなって一安心という側面もあります。一方で、噛み合わせ部分のエナメル質がすり減り、無数の亀裂も入って歯が割れやすくなっています。残った歯に過剰な力が加わらないように、理想的には失った歯をインプラントで補

加齢に伴う歯の変質

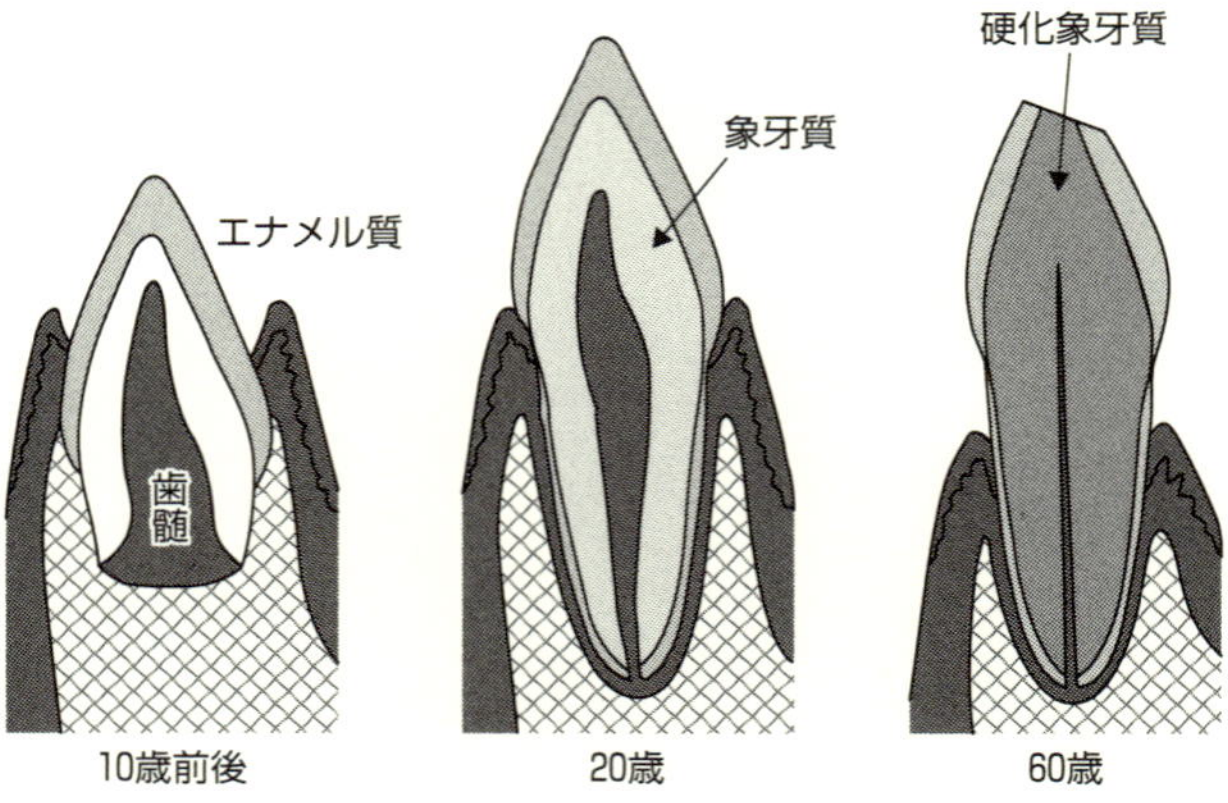

っていく必要性が生じてきます。もう一つの特徴として、根面う蝕の発生頻度が高いことが挙げられます。いかに保存状態がよいとはいえ、ある程度歯槽骨が破壊されていますので、エナメル質に覆われていない歯の根っこ部分が露出してきます。露出した象牙質はすり減りやすく、虫歯にもなりやすいので、細かな点検と修理が必要です。

悪くなった歯をどのようにして再生させるかということも重要ですが、そもそも悪くなるに決まっている歯です。それも虫歯だけでなく歯周病を含めて考えると、地球に暮らす人類でこれらに無縁な人は一人もいないはずです。必ず訪れる災いを確実に避ける方法があるのですから、行政を含めて積極的に検証し、実践すべきだと思います。

悪くなってからケアを始めると、毎月のケアが必要です。それでも程度を過ぎた歯は徐々に抜けてしまいます。ケアの基本はスケーリングです。

歯の根が合わなくもない特殊なやり取り

Q1

歯科医と医師はなぜ区別されるのでしょうか？　統合医療であるべきではないのですか？

二〇世紀初頭まで一部の医師も歯科医療を担当していたとはいえ、古来、歯の治療は歯抜き師と呼ばれる人たちによる抜歯が中心でした。二〇世紀に入り、世界的に、歯科医療を「補綴物（入れ歯や被せ物）の製作」と「歯の修理」に限定させ、医学から歯学を独立させることになりました。結果、歯を修理する技術が優先され、独自の道を歩むようになったのです。

一九世紀後半に確立された細菌学の知識やレントゲンの技術が、二〇世紀の医学を飛躍的に進歩させました。そのなかで歯を治す歯科医療が生まれてきたのです。しかし、歯科医療では進歩した医学的知識による検証がなされないまま理論が提唱されてしまい、「歯周病は歯ぐきの病気」という誤った定義に基づいて構築された学問が現在の歯科医学だと考えられます。

歯科医療が医学の一環として行われるべきだという考えは正しいと思います。しかし、現状では歯学と医学の隔たりがあまりにも大きすぎて、同じ土俵に乗り切れないのではないでしょうか。卒後研修という制度が一〇年ほど前から始まっています。一部の歯科医が医学の研修に参加していますが、大学六年間に異なった教育を受けているので、医師と歯科医では言葉が通じないような状況です。医学常識では考えられないような発想が歯学界に根付いているからです。

そこには歯のことに特化したよい面も多くあります。しかし、医学常識の欠落は致命的な溝を作っています。統合医療を行うからには、専門家としての最初の教育、つまり基礎医学を一緒に学ぶことから始めなくてはいけないと思います。歯学部を廃止して、「医学部のなかの歯学科」が望ましい将来像です。

Q2

口腔医学の重要性が言われています。これって遅きに失した感が強いと思いますが、どうしてなんでしょうか？　また、これからの進展は期待できますか？

医師は、顕微鏡やレントゲンのなかったはるか昔から病気を治す医療を行ってきました。そのころの医療は、臨床観察と経験のなかから試行錯誤と議論・考察を繰り返し、一歩一歩前進してきたものと考えられます。そのなかで二〇世紀初頭まで、歯科医療も医学の一環として扱われてきました。古代ギリシャの医学の父ヒポクラテスは、口のなかに病気があると、全身の健康が破綻することを知っていました。当時は細菌学の知識はまったくありませんが、歯石がたくさんあると病気になるので、手製のスケーラーで歯石を取ったとされています。今でいう糖尿病や心筋梗塞との関連を臨床観察と経験のなかから感じ取っていたのでしょう。以来、歯周病の原因は歯石とされ、歯石除去が中心に行われてきました。とはいえ、今のような効率的な超音波スケーラーもなく、レントゲンも普及していない時代ですので、臨床観察や考察が十分行われたとは思えません。

「一〇万人を対象に七年間追跡した結果、心筋梗塞、脳卒中、心血管イベントの発生頻度は、いずれもスケーリングを行った群で有意に低い結果であった」という報告（九四頁参照）が二〇一二年に発表されました。この調査の重要な部分は、スケーリングの有無と頻度によって、循環器系のリスクが軽減するという点です。「歯医者さん、歯石を取ってください」、これは医師からの悲痛な願いです。循環器系のリスクだけでなく、誤嚥性

口腔内疾患と全身疾患との関係

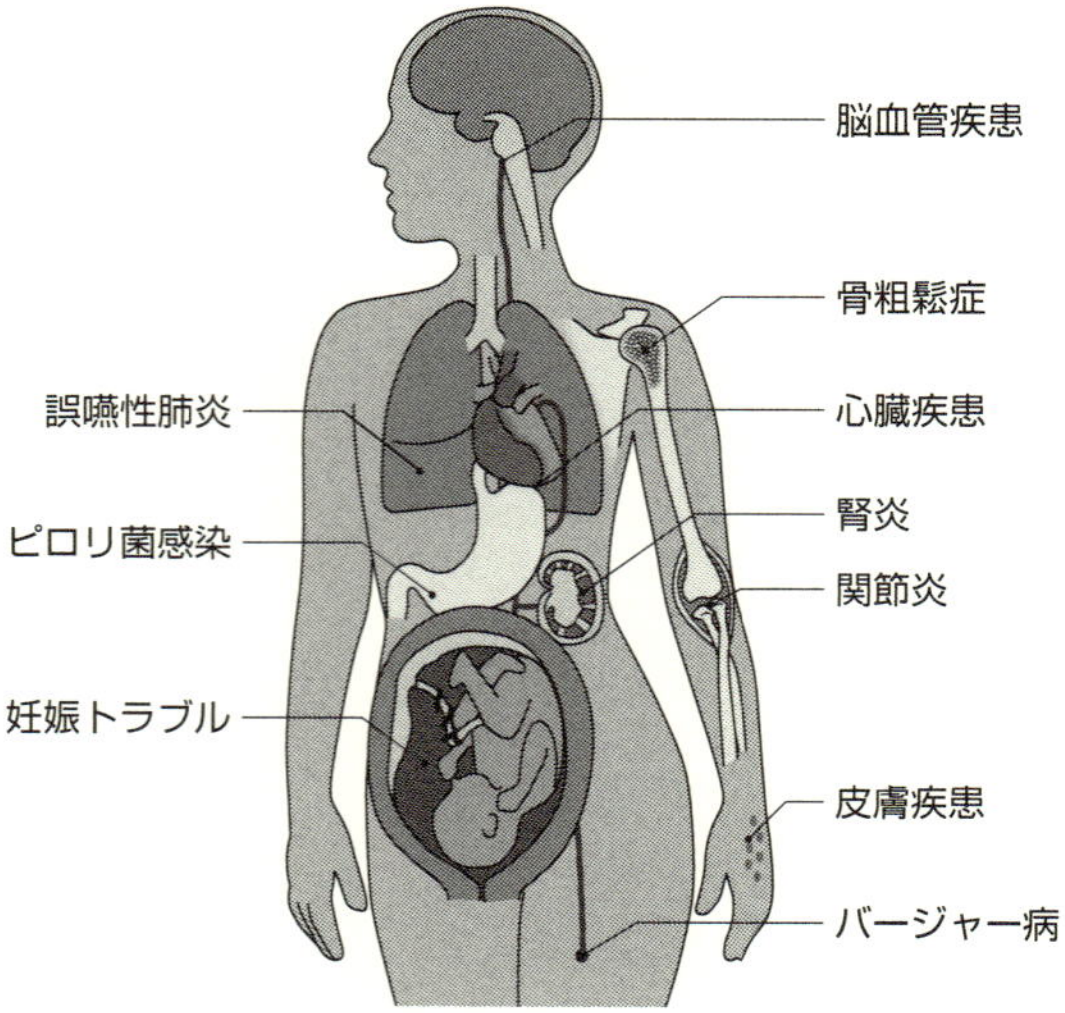

肺炎や糖尿病、メタボリックシンドロームなど、歯周病菌は全身疾患と大きくかかわっていることが指摘されています。ヒポクラテスの教えが正しかったことを、現代医学が証明しています。

歯学が医学から離れて一〇〇年たちました。その間に、歯石を取ることができないような保険制度が作られてしまいました。このことが歯の健康のみならず、全身の健康にどれだけの悪影響を及ぼしているでしょうか。口腔医学の重要性は二〇〇〇年以上昔から言われてきました。その教えに反して、歯学を「補綴物の製作」と「歯の修理」に限定させたことに誤りがあったと思います。今その誤りに気付き始めたようですが、一〇〇年の隔たりは大きく、まだまだ道のりは遠いように感じます。

Q3 歯に骨密度の集約的な反映があり、骨粗鬆症の予兆が歯に現れると、姫路の高石佳知先生が発信し、独自のソフトを開発されています。これをどう見ますか？

歯周病治療やインプラントを行う歯科医にとって、骨粗鬆症は臨床に直接影響を及ぼす病気ですので、興味をもって見ています。また、赤松先生がこのことを国会で取り上げられたことも存じ上げております。厚労省にも働きかけていらっしゃったんですね。

放射線被曝の問題もありますが、レントゲンは私たち歯科医にとってなくてはならない最強のツールです。歯のケアを行っている患者さんでも、五年に一度くらいはアゴ全体の状況を確認するためにパノラマX線写真を撮ります。それらのレントゲンから骨密度が計測できるということですから、標準装備品として一般化してほしいと願っています。
骨粗鬆症を発症する以前の平時の骨密度データは、医学的にも貴重なデータです。撮影機会の多い歯科でこそ入手できるデータですので、医学の発展に貢献できるし、しなくてはならないデータだと思います。

Q4 骨粗鬆症の研究こそ歯科医と内科医の相互補完を占う格好のテーマと私は考えます。お互いに敷居を高くしないで、相互乗り入れすると国民の健康増進に役立つと思いますが、いかがでしょうか？

データの提供は望ましいことです。平時の骨密度は、歯科医から提供できる数少ないデータだと思います。歯学と医学の相互補完関係を築くうえで最も重要なことは、相手側の望むデータと治療結果を提供することです。そのために歯科医として最も必要なことは、まず足元の歯周病をコントロールすることです。
歯周病菌は腫れた歯ぐきから容易に血管内に侵入し、全身に回ります。血管に入った細菌は死滅しますが、歯周病菌の内毒素（エンドトキシン）は残り、血糖値に悪影響を及ぼします。また、その刺激により動脈硬化を誘導する物質が出て、血管内に粥状の脂肪性沈着物や血の塊ができ、血管が詰まったりします。

このような歯周病菌の繁殖を許している現在の歯科医療に関しては、医学界からの助言を聞き入れることから変えるべき時期がきたと受け取るべきでしょう。

歯石の除去は、歯科でしかできない治療です。その歯科医が歯石を取らないので、歯周病もコントロールできない現状です。「歯科には歯科の事情があるだろうからね。それに医者には歯学の知識が乏しいから……」とは、某医学部教授の言葉です。そのあとの言葉はおそらく、「歯医者さん、歯石を取ってよ！」だと思います。私がお話ししたすべてのお医者さんから、直接・間接的に言われる言葉です。専門家同士だからこそ、互いの専門分野に対する見解が言いにくいのです。

虫歯（象牙質う蝕）や歯周病を誤った定説に基づいて治療しているだけではありません。五〇年以上も前の仮説が、その後議論されることもなく放置されています。そのことを確かめるために、信頼できる歯学部の教授と話をしてきましたが、いまだ新たな学説は提唱されていないとのことでした。歯学に多くの矛盾があることを認めつつ、私の提唱する理論や考え方に異論を唱えることなく聞いてくれました。

医学と歯学の相互補完関係を築くためにも、歯学側自らが門戸を開き、お医者さんの意見をうかがう機会を作るべきです。医学常識に基づいて歯学体系を構築しなおす時期がきているのだと思います。

Q5 河田先生が「反逆の歯科医」と自らを規定されているのは、いったい何に起因しているのですか？

一言でいえば、歯学界の定めた定義や定説に従わないということでしょうか。

定義は、法治国家における憲法に相当するものです。その憲法をよりどころとして、物事を決め、実行していきます。

歯周病の定義

歯周病のうち歯ぐきに限局して起こる病気を歯肉炎、歯ぐきの炎症が歯槽骨に波及して、歯槽骨の破壊が認められる病気を歯周炎（歯槽膿漏）という。

この定義によると、歯周病は歯ぐきの炎症が波及して歯槽骨を破壊したものとなっています。裏を返せば、歯ぐきに炎症がなければ歯槽骨の破壊はないということになります。ところが実際に病理解剖を行って詳しく調べてみると、歯ぐきに炎症がない人でも年間〇・〇六ミリメートルの歯槽骨が失われています。補正値を入れて、八〇歳の人は五・三七ミリの骨を失うことになります。定義に従うと、歯周病でもないのに失われた骨ですから、歳のせい、つまり加齢現象だという結論になります。これを現在の歯科界では、「生理的骨吸収」と呼んでいます。

歯ぐきの炎症を抑えて、歯槽骨破壊を生理的骨吸収の範囲内に収めるのが歯科医の役目とされています。歯ぐきの炎症は歯ぐき表面のプラークが原因ですから、徹底したブラッシングが最も効率のよいケア方法だと思われています。歯石には病原性がないので取る必要がない、とまで言い切る歯科医もいました。その歯科界にあって、歯石を取り続けることはご法度です。それでも歯石を取り続けると、三〇年たっても歯槽骨は破壊されません。歯槽骨の破壊は、歯ぐきの炎症が波及したものではないと言わざるをえません。「歯周病は歯周ポケット内の異物によって起きた炎症により細菌が増えて歯槽骨が破壊される病気」というのが私の考えで、先に挙げた定義の否定になります。

「歯周病の原因は歯周病菌」という定説に基づいて、歯周病菌の塊であるプラーク除去を目的としたブラッシング指導が行われています。ブラッシングの効果を否定するわけではありませんが、ブラッシングでは歯周ポケット内の汚れまでは取れません。レーザー照射による殺菌や、抗生物質を応用して歯周病菌を排除する試みも行われていますが、歯槽骨の破壊を止めることはできません。一方、歯周ポケット内部の歯石をターゲットにスケーリングを定期的に行うことにより、歯槽骨の破壊を効果的に止めることができます。歯周病の原因は歯石です。今や常識となってしまった定説を否定することにより、私が「反逆」と言われているわけです。

Q6 河田先生の理論は若い歯科医たちの間ではむしろ多数派になりつつあるようですが、どう思いますか？

一九七〇年代に「歯石説」が否定され、いわゆる「歯周病菌説」が定着した経緯から、「歯石は取る必要がない」とまで言われたこともありました。しかし今どきこのような考えの人はほとんどいないと思いますし、いても少数派だと思います。

歯周病菌説に基づく3DS（Dental Drug Delivery System）にしても、正統派の熊谷崇先生の治療内容にしても、歯周病学会の推奨しているSPT同様、歯周ポケット内の定期的な清掃が含まれています。多くの歯科医が「歯石は取ったほうがよい」と感じているように思います。

歯周ポケット内の歯石を取ると、歯ぐきの炎症が速やかに治まることはすべての歯科医が知っているはずです。ところが、一度は否定され、学術的根拠を失った歯石の除去に必然性と正当性を見出すことができないのではないかと思います。そこに医療費抑制を最優先する厚労省や保険組合がつけ込んで「無駄な治療行為」という扱いをしているために、「歯石を取りたいけど取れない」という現実が生じているのだと思います。

ただし「歯石は取ったほうがよい」と感じている歯科医は多いかもしれませんが、歯石こそ歯周病の真犯人だという私の主張を積極的に支持してくれる歯科医は少ないと思います。それは大学で「歯周病菌説」をたたき込まれているからでしょう。「歯槽骨の破壊は歯ぐきの炎症が波及したもの」という定義に立脚した学問のなかで、矛盾をなんとなく処理しながら日々の診療をこなしているように思います。

歯周病以外にも歯ぐきに炎症を起こす病気はいっぱいあります。インプラントの周囲炎や、歯の神経をとったあとの歯ぐきの炎症もそうですし、歯周ポケット内にセメントの取り残しがあるときや、歯根が破折したときにも歯ぐきに炎症が波及していきます。すべてに共通していることは、炎症の中心部分に異物があるということですが、たたき込まれた「歯周病菌説」と現実とのはざまで苦しんでいるように見えます。

Q7 これまでのご主張を歯科学会で発表すればいいとの指摘もあるようです。どうしてしないのですか?

学会は、支持する定義や定説に基づいて行った研究成果を発表し、意見交換をしながら真理を追究していく場所です。歯周病の原因は歯周病菌（歯周病菌説）という考えが定説となったなかで、「レーザーで歯周病菌を殺したら、あるいは殺し続けたら歯槽骨が再生しました」と発表すれば話題になるでしょう。議論の対象にもなります。

しかしここで、「歯の神経をとったら歯槽骨が再生しました」と発表したらどうでしょうか。歯周病菌説では理解できない発表は、議論の対象にはなりません。歯周ポケット内に存在する最大の異物は歯石です。歯石を除去すると歯槽骨の破壊は止まりますが、原則として歯槽骨は再生されません。それは、歯石以外の異物が残っているからです。それが象牙質内の変質したたんぱく質です。それを排除するための一つの方法として、歯の神経をとって大量のミネラルを供給し、たんぱく質の含有量の少ない硬化象牙質を作ることによって、異物性をより少なくすることができます。

このことは、「常在菌による細菌感染の原因は異物の存在である。したがって、歯槽骨破壊と歯槽骨再生を妨げる原因は異物である」という共通認識に基づいて集まった学会であれば、私の主張は画期的な話題となり、議論の対象にもなるでしょう。

現在の学会で発表するためには、少なくとも研究成果を説明できる仮説を提示したうえで発表することが求められます。仮説そのものは三〇年以上前から持っていましたが、歯周病の定義を否定するに足りる実績を積み重ねるのに長い歳月を必要としました。

歯周ポケット内の歯石を取り続けると、歯槽骨の破壊をゼロにすることができます。一方、歯ぐきに炎症がない人でも、年間〇・〇六ミリの歯槽骨が失われています。このような事実があることを踏まえたうえで、「歯ぐきの炎症が波及して歯槽骨が失われる」という定義が本当に正しいかどうかを議論していただきたい。そして常在菌による感染を防ぐ最善の方法がどうあるべきかを検討していただきたいと願っています。そのような下地のない歯科学会では、私の主張は場違いな発表だと考えています。

Q8 河田先生の反逆ぶりが正当なものになる兆しは見えてきていますか?

兆しは見えてきました。よりどころは何といっても、長年積み重ねてきた臨床実績です。不可能とされている虫歯と歯周病のコントロールが可能であることを、三十余年のデータが物語っています。この実績は誰にも否定することはできません。

予防に徹すれば、虫歯や歯周病で悩まなくて済むことは、NHKが取り上げた山形県の歯科医、熊谷崇先生の診療姿勢を通して報道されています。根本的な考えには大きな隔たりのある歯科界も、ブラッシング至上主義の限界を認めるような方向に進んできています。及ばずながら、保険に導入されたSPTについても、スケーリングが効果的であるという論文が散見されるようになりました。

今まで直接話した大学教授や若い先生方も、現在の歯学には疑問と矛盾を感じています。私の理論や考えに賛同するかどうかは別にして、ここを否定する言葉はありません。むしろ私の火付け役としての行動を支持し、改革を待ち望んでいるようでした。

医学との連携は、歯科界に医学的な常識をもたらします。私の仮説や理論は医学の定説や常識に基づいて構築されているので、きっと力強い後押しになってくれるはずです。世のなかの流れが、私の目指す方向と同じになってきたことを強く感じています。

虫歯と歯周病がコントロール可能な病気となった以上、歯学が「補綴物の製作」と「歯の修理」に特化した時代は終焉を迎えようとしています。口腔領域の医療という、歯科医学本来の姿に戻っていく流れが見えてきたように思います。

コラム　「歯ッ《ハ》」とした瞬間②

歯医者として生きた四〇年

「歯」のプロフェッショナルを目指して入学した明海大学歯学部は、違和感でいっぱいでした。何も明海大学が悪いわけじゃない、母校は今でも心のよりどころです。

歯学界そのものに違和感を感じたのは、医者の血筋を引く私だけだったのでしょうか。幼いころから培って考え抜いた整合性と、歯学教育の内容がどうしても折り合いがつかないのです。折り合いのつかないまま大学を卒業し、少しでも折り合いがつきそうな医学部の口腔外科を選ぶことになったのも偶然のことではありません。医学部の口腔外科は、がんの治療はもとより子どもの治療からお年寄りの入れ歯まで、歯科治療のすべてを受け持ちます。「膿漏室」と呼ばれた古めかしい部屋では、歯周病の外科手術が頻繁に行われていました。歯ぐきを切って、めくって、歯にこびりついた歯石をはじめとした汚れを丁寧に取り除く光景は感動的です。「これだ！」と思いました。ところが先輩いわく、「結局、歯周病は何をしても治らない」。手術をしても、抗生物質を投与しても、ブラッシングを丁寧にしても、歯槽骨の破壊は止まらない。歯周病はコントロール不可能な不可解な病だというのです。

これは、「細菌感染だから抗生物質をうまく使えば治る」と信じていた当時の私には衝撃的な言葉です。過去を振り返ってたどり着いた結論は、感染源となる汚れを徹底的に洗い流すこと。歯周ポケット内の歯石を取り続けるという項目だけが、「何をしても」のなかになかったからです。早々に大学を辞め、衛生士を中心とした「歯石を取り続ける」歯科医院を開設したのが三四年前のことです。結果は、五年もするとすぐに現れてきました。一〇年も経つとその自信が確信に変わってきます。歯槽骨の破壊が止まり、虫歯の発生も最小限にとどまることは驚きです。当時不可能とされた歯槽骨の再生すら認められる症例が散見されます。

ところが、当時の保険制度は「歯石を取り続ける」ことに非情でした。何度も審査に呼び出され、このまま診療を続けることが困難と思われたほどです。そこで泣きついて相談を持ち掛けたのが、当時歯周病学会の理事長をされていた母校の恩師、池田克己教授です。東京と大阪の行きかえり、新幹線のなかで興味深く私の話を聞いてくださり、理解してくれたのです。「河田君の言っていることが正しいと思う。でも立場上（歯周病学会理事長）、表だって後押しはできない。しかし、将来君は闘うようになるだろう」。そのときに役に立つはずだと言ってくださったのが、博士号と日本歯周病学会の専門医という肩書です。池田教授の理解がどれほど励ましになったかは言うまでもありません。

そして、未来を夢見る今

過去を振り返って、「歯ッ《ハ》」とする言葉や助言を見つけ出すことはできます。しかし未来はとなると……。ところが、何か見えてきたように感じます、赤松正雄氏という存在を通して。赤松氏はご存じの通り、衆議院議員を二〇年間務められ、厚労副大臣という役職をも歴任された根っからの政治家です。赤松氏の存在は、友人の菊井弁護士のマラソン仲間として知っていましたが、個人的に話をするようになったのはわずか一年ほど前からです。朝のジョギングを欠かさず、議員を辞められてからもエネルギッシュな生活を送られています。何よりも「仕事が早い」。まとを射た行動力に凄みを感じる人です。
「私を厚労省に行かせてください」と、初対面の赤松氏に切り出したのは一年前のこと。翌日には厚労省にアポをとって段取りを進めるといった具合で、何から何まで素早い行動力で物事を前に進めていく姿に、未来を予感せざるをえないのです。

最近NHKがたびたび取り上げているように、インプラントや歯科医療そのものに問題があることは明白な事実です。その問題は、どのような状況から、何に起因してもたらされているのか。それを一番知った政治家は、赤松氏をおいて他にはいないでしょう。現役を退かれたとはいえ、いや、長年議員を務められ政治の裏表を知り尽くし、なおかつ行政に大きな影響力を持つ赤松正雄氏だからこそ、沈黙の歯科界に横たわる諸問題にメスを入れることができると思っています。

電子書籍という形で本をださないかと赤松氏から持ち掛けられたとき、頭のなかのモヤモヤが一気に消え失せたような感覚がよぎりました。手元には紙の本にならない原稿がいっぱいあります。なぜ紙の本にならないかというと、写真やイラストが多すぎるので出版社としては採算が合わないからです。その原稿を赤松氏にお渡しすると、例によって、すぐに反応が返ってきます。「このまま電子書籍にするのもいいけど、政治と行政という観点から書き直してみないか」という提案です。

赤松氏とのメールのやり取りに始まり、半年間にまたがって直接対談を繰り返すなかで、歯科界に根深く横たわる数多くの問題点が浮き彫りになっていきました。それらは現代に生きるすべての国民の歯と命にかかわる重要な事実ばかりです。より広く知っていただくために、次第に紙の書籍として世に問うべきだという方向に傾いていったのです。歯科医が一方的に書いた本は、一般の方々には理解しがたいものがあります。歯科以外の専門的な知識をもった人との共著とすることで、どれほど多くの共感が得られるか。

先年の青山繁晴氏との対談本『青山繁晴、反逆の名医と「日本の歯」を問う』もそうですが、十数年前に出版した『さらば歯周病』は、直木賞作家である笹倉明氏との共著です。笹倉明氏もまた、中高をともに過ごした淳心時代の先輩です。作家との交流を大切にした生き方が、笹倉氏との共著を実現させてくれたのです。それが新潮新書として名門の出版社から世に出せたということは、見逃せない影響を残してくれました。

笹倉明氏、青山繁晴氏、そして今回の赤松正雄氏はプロの物書きです。それぞれの文章に魅了されながら、己の至らなさを感じる一方で、プロの鋭い切り口を学習することができました。今後、歯科界に改革が起こるとするならば、間違いなくこの方々の力によるものです。機が熟してきたことが感じられます。絡み合っていた糸がほぐれ、一本の道になろうとしているようです。

最後に、「笑い」を前面に語られる赤松氏の剽軽《ひょうきん》さに敬意を表するとともに、新たな時代を切り開く実行力に期待したいと思います。

あとがき

国会議員を四三歳の年に挑戦して初めての選挙では敢えなく次点で落選。苦節足かけ四年後に当選。いらい、二〇年程の間というもの、辞めるのは「三つのものが抜けるときかなあ」と漠然と考えていた。一に歯。牙が抜けてしまっては獲物を取ろうにもうまくいかない。二に髪の毛。政治家も見栄えが第一とは言わぬまでも、そこそこでないと。男はあたま（頭）ってというのはあながち理髪業者の宣伝戦略だけではないのだ。三に腰。少々間抜けでも持つが、腰抜けでは今も昔も男は役に立たない。

この三つ、いずれもまだまだいけるのに、六七歳の年に辞めることになった。我が公明党は基本的には国会議員は在職中に六六歳を超えてはならないとの内規を持つ。定年制である。

私は、六期二〇年を存分にやらせていただいたので、何の悔いもない。むしろ元気で新たな天地に飛び出せるのは何よりと喜んだ。

そんな私が手掛けようとしているのが電子書籍の出版。ＮＰＯ法人デジタルフアースト出版協会なるものを友人と一緒に立ち上げたのは議員退職後すぐのことであった。一年目に私自身の友人たちとの対談集を五冊出した。まとめて読むと『現代古希ン若衆』ともいえる自伝であり、回顧録とも読める作品である。次にその道のプロフェッショナルといわれる人たちとの対談を出したいと考えていた。新聞や雑誌の編集などを経て政治家になった私はお蔭様で各界の第一人者といわれる人たちと交流がある。その人たちと色んなお話をしてみたい、そしてそれを紙の本ではなく、電子書籍にしたいと思った。本離れの流れだが、電子には強い若者たちに焦点をあてたいとの狙いからだ。

そんな折も折。河田克之先生と知り合うことになった。この人は歯科医としては珍しいほど紙の本を出版されている。その医院の窓口にはずらりご自分の著作を並べておられる。しかし、これらを若い人たちが読んでいるかというと、大いに疑問だ。直ちに先生に電子本を出そうと持ちかけた。二つ返事だった。この人は本当に凄い情熱家である。歯科医として、ここまで日本の歯科医療の現場を知り抜いたうえで、抜本的に改革をしたいと考え抜き、実践してきた人を私は知らない。歯槽膿漏をこの世からなくすためには歯石を取ることが第一に重要だということを繰り返し説いてやまない。ただ、結果的には電子書籍は後まわしになり、紙の本が先になった。これはもう成りゆきの妙というか、〝かみわざ〟という他はない。

　この本では、できるだけ平易に、わかりやすくと河田先生に口酸っぱくけしかけた。いくら正しいことを述べても読者に難しく感じられては、硬いものを食べるに当たって歯が立たないようなものだからだ。忙しい診療の合間を縫うようにして話す時間を取ってくださり、書いていただいた。いや、意外にというか予想通りというべきか、本業よりも書くことのほうが楽しいようで、瞬く間にあれこれと書き上げてくださった。これを多くの若い人たちが読まれると、歯科医というものに対する見方ががらっと変わるに違いない。人間、初対面でもどういう人かは目を見ればわかるという。確かにそういう一面はあろう。目は口ほどにものをいう時もあるからだが、やはり基本は口から発する音声だ。そしてそれは白く光ったいい歯並びの歯からの歯切れのいい言葉あってこそではないか。

　河田克之先生との合作でこの本ができあがったといっても、私はほんのお手伝いをしただけだ。河田先生は今後ますます持論を本格的に展開し、歯科医の世界に大いなる改革の波を寄せ続けられるに違いない。それをこれからいっそう支援していきたい。読者の皆さんもぜひとも「河田理論」を自分のものにして、自分の歯はいい歯医者さんとともに、大事に守っていただきたい。

　くれぐれも、のど元過ぎれば熱さ忘れるように、歯痛治れば歯科医忘れるということはなきようにしてほしいものだ。あとになって切歯扼腕するようなことになっても知りませんからね、と申し上げて私のつたないご挨拶はおしまいにしたい。

二〇一五年九月　赤松　正雄

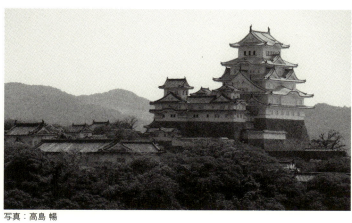

写真：高島 暢

著者略歴

河田克之（かわだ・かつゆき）

一九五三年、山口県生まれ。城西歯科大学（現・明海大学）卒。岡山大学医学部口腔外科学教室を経て、一九八一年、兵庫県姫路市南畝町に歯科医院を開業。日本歯周病学会専門医。歯学博士。著書に、『あなたは一生「自分の歯」で食べられますか?』（悠飛社）、『さらば歯周病』（新潮新書）、『歯と歯ぐきを守る新常識 歯みがきだけで虫歯や歯周病が防げない本当の理由』（ソフトバンククリエイティブ）、『青山繁晴、反逆の名医と「日本の歯」を問う —歯みがきしても歯を失う!—』（ワニ・プラス）など。

河田歯科医院　兵庫県姫路市南畝町 2-56

電話 079-288-4682（休診日：土・日・祝）

赤松正雄（あかまつ・まさお）

一九四五年、兵庫県生まれ。慶應義塾大学卒。公明新聞記者、市川雄一衆議院議員秘書などを経て、一九九三年に衆議院議員として初当選、六期二〇年を務める。その間に厚生労働副大臣、衆議院国土交通委員長、総務委員長を歴任。党にあっては外交安全保障調査会長、憲法調査会座長に就いた。著書に『忙中本あり　新幹線車中読書録』（論創社）。近年は電子書籍の出版にも積極的に取り組んでおり、小・中・高・大の友人との対話集『運は天から招くもの』（三野哲治と）、『この世は全て心理戦』（志村勝之と）、『笑いが命を洗います』（高柳和江、飯村六十四と）、『隣の芝生はなぜ青く見えないか』（小此木政夫と）、『君は日本をわかっていない』（梶明彦と）、（以上 kindle）などを出版した。（http://makamatsu.com/）

ニッポンの歯《は》の常識《じょうしき》は？《ハテナ》だらけ
——反逆の歯科医と元厚労副大臣、歯の表裏事情に迫る——

2015年11月10日　初版発行

著者——河田克之
赤松正雄
発行者——佐藤俊彦
発行所——株式会社ワニ・プラス
〒150-8482
東京都渋谷区恵比寿4-4-9
えびす大黑ビル7F
電話03-5449-2171（編集）
発売元——株式会社ワニブックス
〒150-8482
東京都渋谷区恵比寿4-4-9
えびす大黑ビル
電話03-5449-2711（代表）
装幀——Two Fish
本文デザイン——Two Fish
印刷——中央精版印刷株式会社
DTP——株式会社YHB編集企画

ISBN 978-4-8470-9389-0

ワニ・プラスの本

青山繁晴、反逆の名医と「日本の歯」を問う

青山繁晴＋河田克之 著

「日本人の歯と歯周病」に関する、熱き中高の同級生対談。「成人は100％歯周病」「歯周病や虫歯のメカニズムを説明できない歯医者」「恐怖！　不器用な歯科医」など、衝撃の事実が明らかに。

定価：本体一三〇〇円＋税